*Natürlich gesund*
*durch grünen Tee*

Hu Hsiang-fan
Marion Zerbst

# Natürlich gesund durch grünen Tee

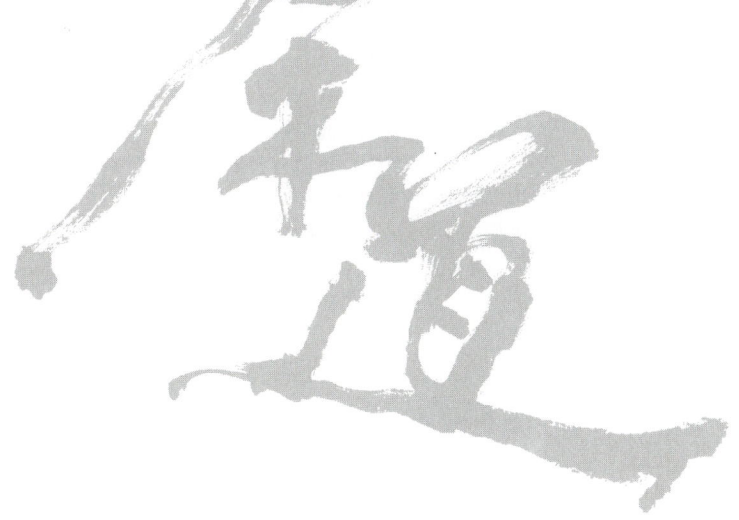

Unter Mitarbeit von
Carla Steenberg

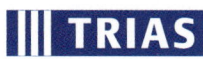

Die Deutsche Bibliothek - CIP-Einheitsaufnahme
*Hu, Hsiang-fan:*
*Natürlich gesund durch grünen Tee / Hu Hsiang-fan ; Marion Zerbst.*
*Stuttgart : TRIAS, 1998*
*(TRIAS natürlich gesund)*

Redaktion und Gestaltung: Werner Waldmann
Research: Karolina Stuhec
Korrektur: Karl Beer, Andrew Leslie
DTP-Supervisor: Bernd Hirschmeier
Umschlaggestaltung: Cyclus · D+P Loenicker, Stuttgart
Fotos: Brita (1), Hastenpflug (2), HKTA (2), Hu Hsiang-fan (19), Silvestris (4), WZ Media (67)
Konzeption und Produktion: WZ Media, Stuttgart
Reproduktion: Konzept-Verlag
Druck: Westermann Druck, Zwickau

© 1998 Georg Thieme Verlag,
Rüdigerstraße 14,
D-70469 Stuttgart

ISBN 3–89373–430-9

Leserservice

Wenn Sie Fragen oder Anregungen
zu diesem Buch haben, schreiben Sie uns!
TRIAS Verlag
Postfach 30 11 20; D-70451 Stuttgart

# Inhalt

# Wunderelixier Grüntee

*Statt bereits bestehende Erkrankungen zu heilen, bemüht sich die traditionelle chinesische Medizin, die Menschen gar nicht erst krank werden zu lassen. Der Weg dazu liegt in einer gesunden Lebensweise und überlegten Ernährung.*

Schon immer glaubten Mystiker im alten China, daß es möglich sein müsse, die Grenzen zu überschreiten, die uns Menschen normalerweise gesteckt sind. Bisher ist aus der Menschheitsgeschichte kein Fall bekannt, in dem dies gelungen wäre. Auch die findigen alten Chinesen haben das Elixier der Unsterblichkeit trotz langer Suche nicht entdeckt; aber durch ihre unermüdlichen Forschungen haben sie doch Methoden entwickelt, die uns heute noch dazu dienen können, unsere Lebensspanne optimal zu nutzen.

Die chinesische Heilkunde ist eine Präventivmedizin. Ur-Mediziner Shen Nongshi, liebevoll „Vater der Medizin" genannt, hat schon im dritten Jahrtausend vor Christus gesagt, was 4000 Jahre später Paracelsus in ähnlichen Worten ausdrückte: „Die Gesundheit eurer Körper kommt aus den Säften der Pflanzen."

Shen Nongshi wanderte landauf, landab und suchte heilende Kräuter für die Kranken. Jedes Kraut, jeden Halm, jede Blüte kostete dieser Ur-Mediziner, dem damals noch keinerlei Hilfsmittel zur Verfügung standen außer seinen Augen, seiner Nase und Zunge, um giftige von bekömmlichen und heilenden Pflanzen zu unterscheiden. Und so sammelte er im Laufe vieler Jahre tausendfache Erfahrungen: Hatte eine Pflanze einen angenehmen Duft, war sie wohl nicht giftig; roch und schmeckte sie nach Seetang, war äußerste Vorsicht geboten. Fand er ein süßes, bitteres oder sauer schmeckendes Kräutlein, so war es genießbar. War es scharf und übelriechend und brannte auf der Zunge, war sofortiges Ausspucken angezeigt. Mühsam, aber reich war die Ernte des berühmten Sammlers. Im ersten Medizinbuch Chinas, dem „Shen nong ben cao", ist uns dieser große Schatz überliefert. Berichtet wird auch folgende kleine Geschichte:

Eines Tages war der Ur-Mediziner wieder einmal in Wald und Flur unterwegs und hatte bereits 72 ihm unbekannte Pflanzen

*Hu Hsiang-fan prüft sorgfältig den Geruch jeder Teesorte, die er in China ordert.*

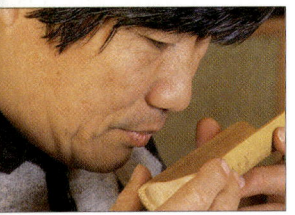

gekostet. Alle giftigen hatte er bisher rechtzeitig erkannt, als ihn plötzlich ein bleiern lähmendes Gefühl fast zu Tode erschreckte. Mit letzter Kraft suchte er nach Linderung und Hilfe. Da stand er unerwartet vor einem Strauch, dessen Blättern ein wundersam klarer, feiner Duft entströmte. Er kaute einige Blätter, und sogleich begannen seine Speicheldrüsen so stark zu reagieren, wie er es noch nie erlebt hatte. Shen Nongshi war gerettet, denn er hatte die heilkräftige Teepflanze entdeckt. Er kostete und prüfte noch einmal, denn ganz neu war ihm das süße und zugleich bittere Aroma, das er von keiner anderen Pflanze kannte. So fand er, der Erfahrene, rasch die für den Tee so typischen Merkmale heraus: die Süße, die unseren Körper ernährt, und die Bitterstoffe, die reinigend und abführend wirken. Nie hatte er seinen Körper so klar und rein und leicht gespürt wie nach diesem ersten Teegenuß.

Heute wissen wir es noch besser, und die Forschung beweist es: Grüner Tee beugt Krebs, Herz- und Kreislauferkrankungen vor, tötet Viren und Bakterien ab. Über den aktuellen medizinischen Forschungsstand informiert dieses Buch, aber auch über den rechten Umgang mit dem Tee und über die unendliche Vielfalt edler Sorten. Der Leser erfährt, wie der Tee zubereitet werden muß, woran man seine Qualität erkennt, aber auch, was bei der Wahl und Pflege der Kanne zu beachten ist, damit er in diesem edlen grünen Gewächs einen Freund fürs Leben gewinnt.

*„Chang Shen Shu" nennen die Chinesen die Kunst, mit den Kräften der Natur zu leben, auf deutsch: Langes-Leben-Pflegen-Kunst.*

*Der Autor (rechts) beim Erhitzen der Teeblätter in einer großen Pfanne.*

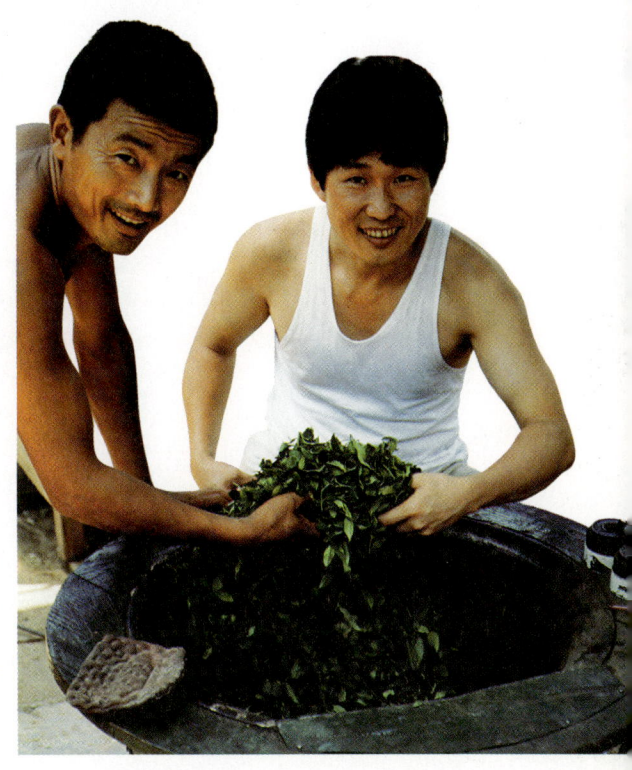

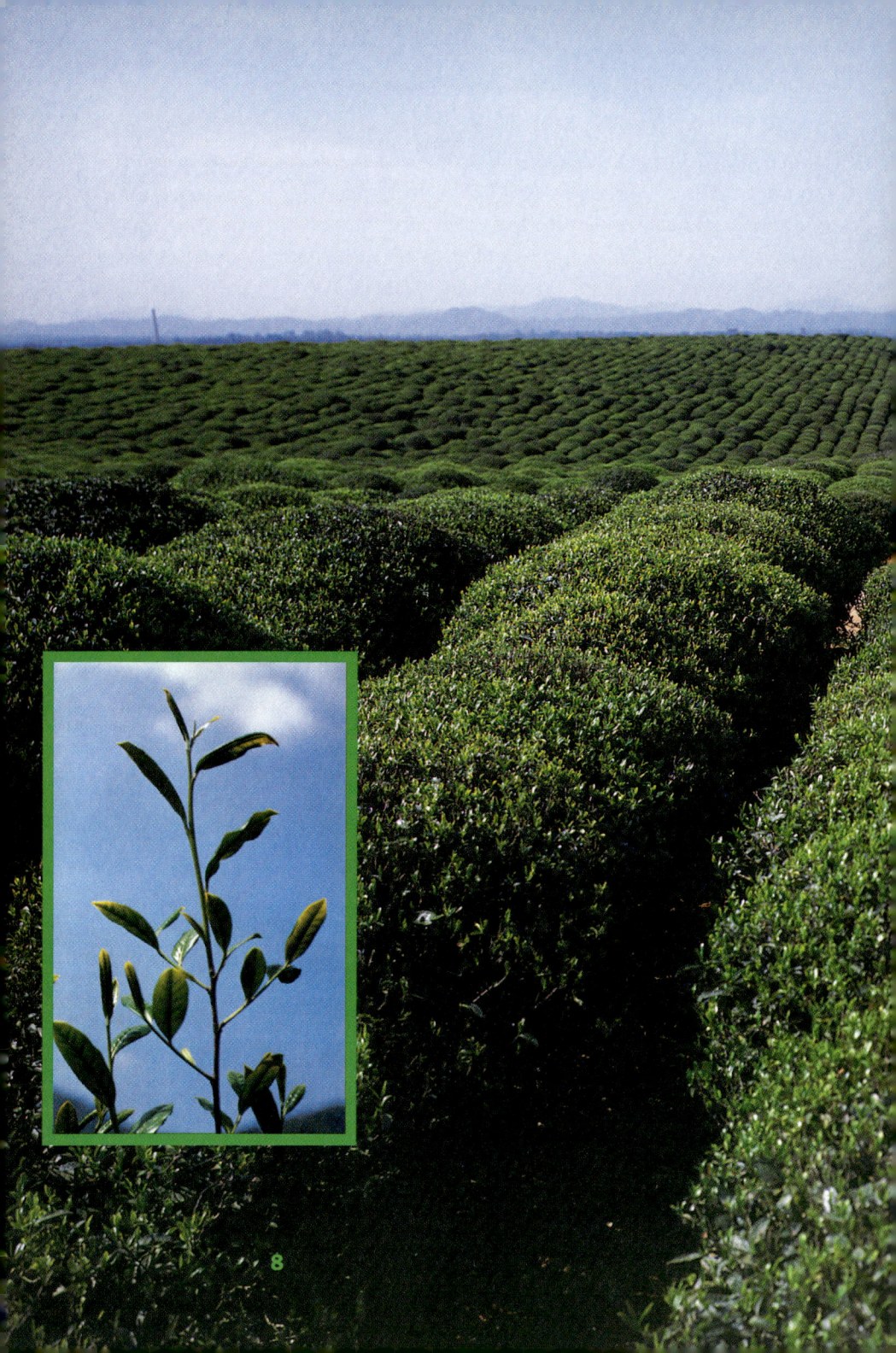

# Die Heilkraft des Grüntees

In der chinesischen Naturheilkunde weiß man schon seit langem um die positiven Wirkungen des grünen Tees auf unsere Gesundheit. Doch wissenschaftlich erforscht wird dieses Getränk erst seit etwa dreißig Jahren. Die Resultate sind erstaunlich: Grüntee beugt Herz-Kreislauf-Erkrankungen und der Entstehung bösartiger Tumoren vor, schützt vor Viren und Bakterien und ist gut für unsere Verdauung. Er kann sogar Karies verhindern und wird in der Kosmetik eingesetzt, um Schäden, die durch Sonneneinstrahlung entstehen, vorzubeugen und die Haut zu straffen. Kein Wunder, daß dieses Lieblingsgetränk der Chinesen inzwischen auch bei uns immer mehr Anhänger findet.

Die meisten Menschen denken bei dem Wort „Tee" unwillkürlich zuerst an Schwarztee, vielleicht auch noch an Pfefferminz-, Kamillen- oder irgendeinen anderen Kräutertee. Das war nicht immer so. Bis zur Mitte des 19. Jahrhunderts wurde in Europa ausschließlich grüner Tee getrunken. Erst zu Beginn dieses Jahrhunderts begann sich der Schwarztee bei uns durchzusetzen, und in Japan und China ist der Grüntee noch heute der absolute Favorit unter den heißen Getränken.

Die Asiaten tun gut daran, dem grünen Wundertrank mit dem feinen Aroma den Vorzug zu geben; denn nach neuesten Forschungsergebnissen hat der Grüntee vielfältige positive Wirkungen auf unseren Körper und unsere Psyche und kann zahlreichen Krankheiten vorbeugen, ja einige sogar heilen. In China war das schon seit vielen Jahrhunderten bekannt; die chinesischen Naturheilkundler verwendeten den grünen Tee unter anderem zur Bekämpfung von Kopfschmerzen, Erschöpfung und Altersbeschwerden oder trugen ihn in Salbenform auf, um rheumatische Erkrankungen zu lindern. Auch zur Verdauungsförderung wurde grüner Tee getrunken, und die Blätter legte man – ganz oder zu Pulver zermahlen – auf Wunden, um die Heilung zu beschleunigen.

Bei uns im Westen hingegen hat sich das Wissen, daß Grüntee nicht nur ein Hochgenuß, sondern auch ein Heilmittel mit erstaunlich breitem Wirkungsspektrum ist, erst in den letzten Jahrzehnten allmählich durchgesetzt, seit in den Gesundheitsrubriken der Zeitschriften immer mehr verblüffende Meldungen über die Wirkungen des grünen Tees und über neueste medizinische Studien erscheinen, nach denen grüner Tee sogar Krebs und Herz-Kreislauf-Erkrankungen vorbeugt und gefährliche Umweltgifte in unserem Körper unschädlich macht.

*Mit der Sorgfalt der Pflücker steht und fällt die Qualität des Tees: Eingerissene Blätter würden rasch oxydieren.*

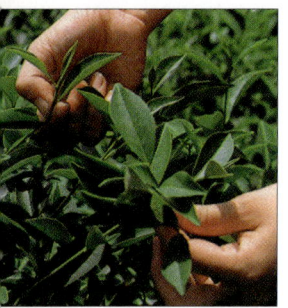

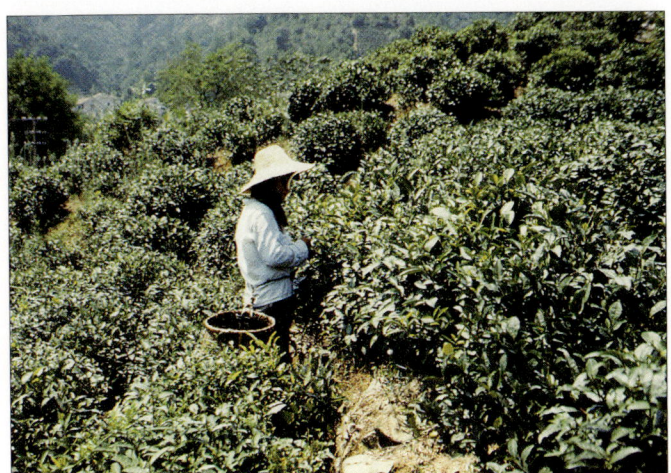

*Teeblätter werden nicht wahllos gepflückt: Nur die beiden obersten Blätter und die Knospe des Strauchs dürfen gepflückt werden. Nur so bekommt der Tee sein feines Aroma.*

## Warum grüner Tee gesünder ist als Schwarztee

Die Gründe für die heilenden Wirkungen des Grüntees liegen einzig und allein in der Art der Herstellung. Das heißt, man kann aus ein und demselben Teestrauch sowohl einen grünen Tee als auch einen Schwarztee herstellen; die Blätter, die man dafür verwendet, sind die gleichen. Nur bei der Verarbeitung gibt es einige grundlegende Unterschiede, und diese sind für die grüne Farbe, das ganz andere, viel feinere Aroma und die gesundheitsfördernden Wirkungen des Grüntees bestimmend.

Bei der Herstellung von Schwarztee werden die Blätter fermentiert, das heißt, einer Oxydation unterzogen. Das erreicht man, indem man die Blattsprossen oder Blätter nach dem Pflücken zunächst einmal in der Sonne ausbreitet und welken läßt. Während dieses Sonnenwelkens werden Fermente aktiv, die im Teeblatt enthalten sind, und diese setzen einen Oxydationsprozeß in Gang.

*Wenn die Teeblätter gepflückt sind, müssen sie rasch weiterverarbeitet werden. Die Blätter werden zuerst am Boden ausgebreitet, um an der Luft zu welken (Abb. rechts oben). Dann kommen sie in Pfannen (Abb.*

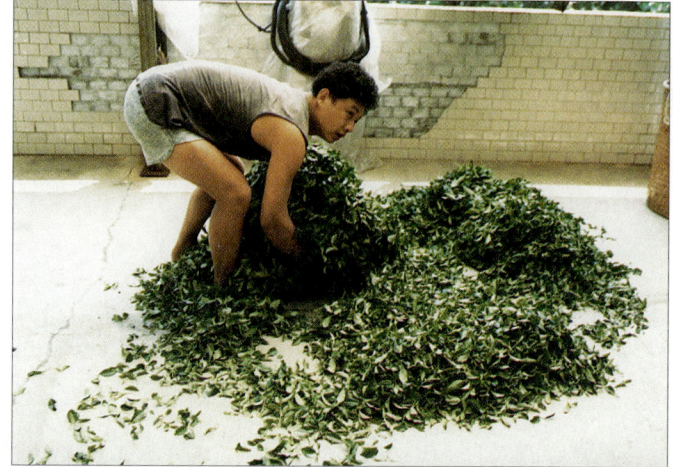

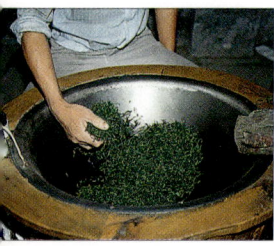

*links) und werden dort nur wenige Minuten erhitzt. In großen Bambustabletts (Abb. rechts unten) trocknen sie dann weiter.*

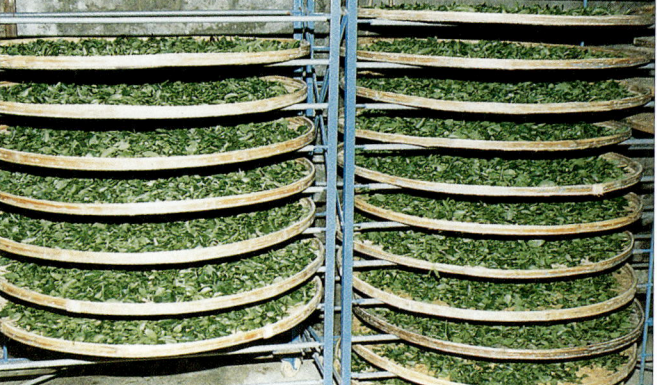

Als nächstes werden die Blätter gerollt oder zerhackt, so daß die Inhaltsstoffe der Blattzellen an die Oberfläche treten und oxydieren. Man läßt die Blätter dann so lange fermentieren, bis die gewünschte Stufe erreicht ist. Anschließend erhitzt man sie, um den Fermentationsprozeß zu stoppen. Zum Schluß werden die Blätter schließlich noch getrocknet und sind jetzt fertig zur Verpackung und zum Verkauf.

Beim Grüntee dagegen ist dieser Fermentations-vorgang nicht erwünscht und wird daher gleich nach der Ernte durch Erhitzen unterbrochen. Dafür gibt es zwei verschiedene Methoden: Feuer oder Dampf. In China wird überwiegend mit Feuer gearbeitet, in Japan mit Dampf.

Bei der chinesischen Methode läßt man das frische Blattgut in großen Pfannen über Feuer kurz rösten, um eine Fermentation zu vermeiden. In Japan dagegen wer-den die Blätter gleich nach dem Pflücken mit Wasser-dampf behandelt – und so wird dasselbe Ziel erreicht: Grüntees sind unfermentiert.

Nach dem Erhitzen ist immer noch Flüssigkeit in den Teeblättern. Um diesen Saft an die Blattoberfläche zu bringen, rollt man die Blätter, ähnlich wie eine Hausfrau ihre Wäsche auswringt: Die Flüssigkeit tritt dabei allmäh-lich aus dem Blattgut heraus.

Anschließend werden die Blätter – im Gegensatz zum Schwarztee, den man ja nun erst noch so lange liegen läßt, bis der gewünschte Fermentationsgrad erreicht ist – sofort getrocknet.

*Am Schluß des Ferti-gungsprozesses wird der Tee gewogen und verpackt.*

### Nur im grünen Tee sind noch alle wertvollen Inhaltsstoffe enthalten

Durch den Fermentationsprozeß erhält der Schwarz-tee seine dunkle Farbe und den charakteristischen Ge-schmack, der vielen europäischen Teefreunden inzwi-schen schon so zur Gewohnheit geworden ist, daß sie das viel edlere Aroma des grünen Tees, wenn sie ihn zum er-stenmal probieren, oft gar nicht richtig zu würdigen wis-sen. Im Grunde aber ist diese Fermentation ein Zer-störungsprozeß, bei dem die wertvollsten Inhaltsstoffe

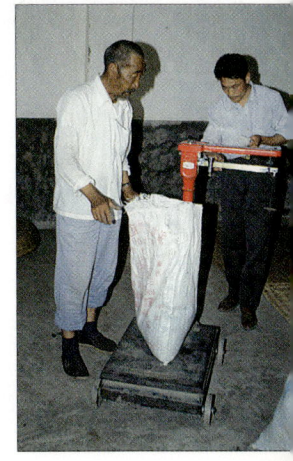

des Teeblatts verlorengehen. Nicht nur die empfindlichen Vitamine werden dadurch weitgehend zerstört, auch der wichtigste Inhaltsstoff – der Gerbstoff Epigallo-Catechin, der unter anderem für die krebsvorbeugende Wirkung verantwortlich ist – geht verloren.

Grüntee enthält viel mehr Fluor als Schwarztee – jenes Spurenelement, das unseren Zahnschmelz härtet und dadurch der Entstehung von Karies entgegenwirkt. Hinzu kommt, daß das im Grüntee enthaltene Koffein milder und weniger aufputschend wirkt und auch magenfreundlicher ist als beim Schwarztee. Kurzum: Der grüne Tee ist ein viel echteres, unverfälschteres Naturprodukt, der Schwarztee hingegen ist eher ein Genußmittel mit wenig heilender oder krankheitsvorbeugender Wirkung.

*Der grüne Tee spielt in der chinesischen Kulturgeschichte eine außerordentliche Rolle. Viele historische Abbildungen zeigen dies sehr anschaulich.*

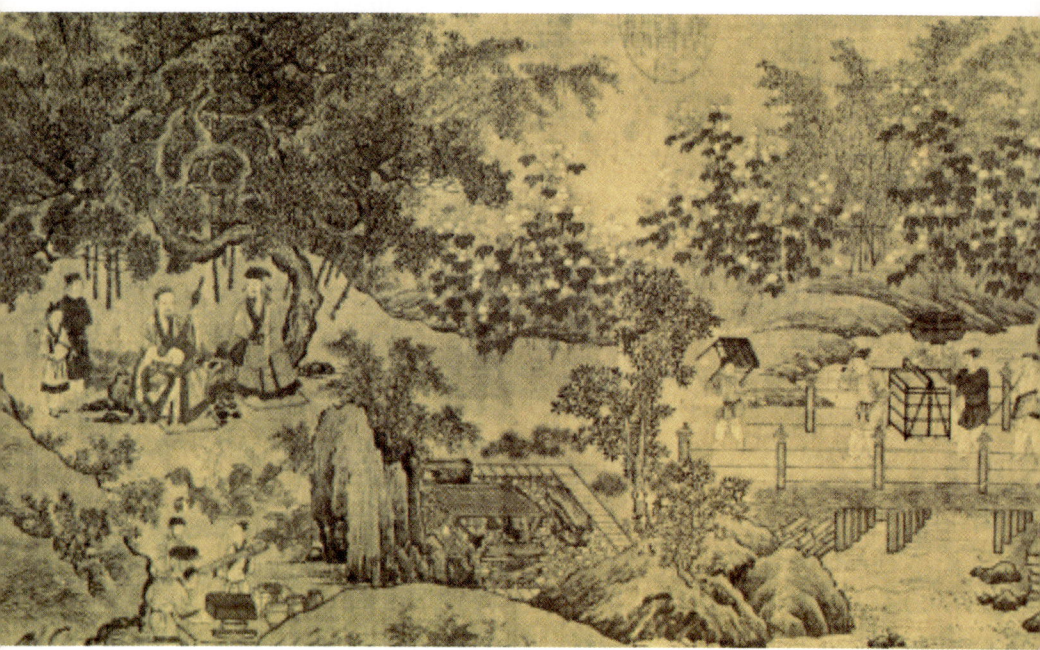

Trotzdem wird bei uns immer noch hauptsächlich Schwarztee getrunken. Die Gründe dafür liegen in der Historie: In China, wo dieses Getränk schon lange vor unserer Zeitrechnung bekannt war, wurde früher nur grüner Tee getrunken, denn die Menschen dort betrachteten den Tee nicht als Genuß, sondern als Heilmittel, und für die Mönche war er Opfertrank für Buddha und gleichzeitig eine wertvolle Konzentrationshilfe bei der Meditation. Deshalb kam niemand auf die Idee, die heilkräftigen Blätter des Teestrauchs durch Fermentation künstlich zu verändern. Von China aus brachten buddhistische Mönche den Grüntee dann nach Japan, und später – im 16. und 17. Jahrhundert – kam er nach Europa.

Der Schwarztee wurde erst viel später „erfunden" und ab der Mitte des 19. Jahrhunderts von den Engländern im

*Das Koffein im Grüntee ist viel milder in seiner Wirkung und daher besser verträglich als das aufputschende Koffein im Kaffee; warum das so ist und wie man die positive Wirkung des Grüntee-Koffeins optimal nutzt, wird auf den nächsten Seiten noch näher erläutert.*

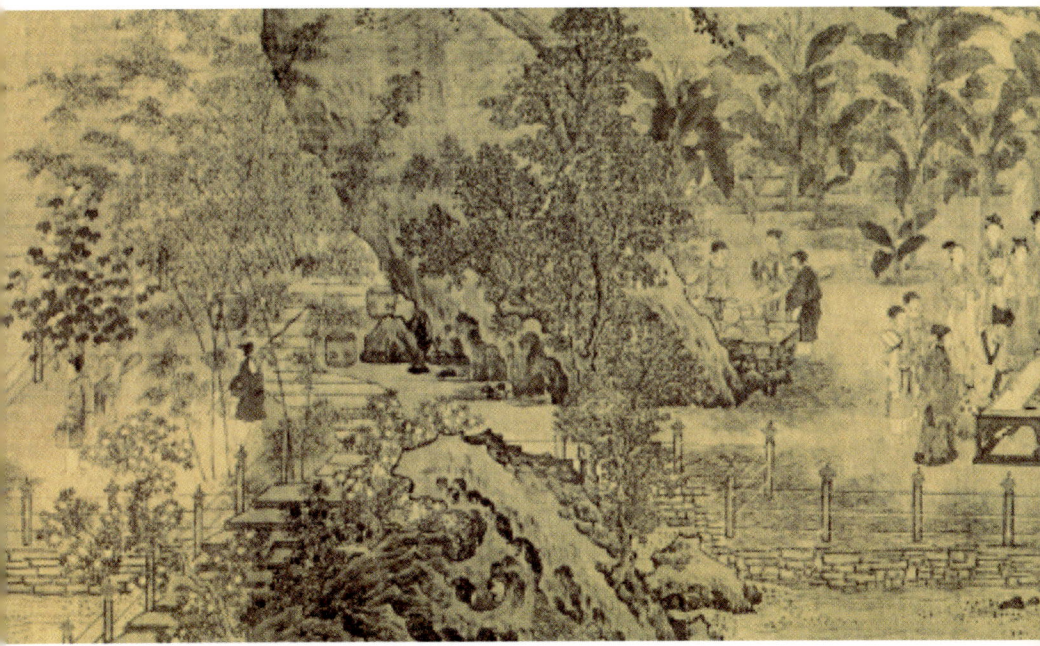

großen Stil in den Plantagen ihrer Kolonien Indien und Ceylon erzeugt. England erlangte bald eine führende Stellung in der Teeproduktion und konnte den Tee mit seinen schnellen „Tee-Klippern" rasch nach Europa transportieren – je schneller die Schiffe, desto besser das Geschäft. So kam es, daß sich der Schwarzteegenuß bald überall in Europa und auch in den USA durchzusetzen begann; nur in den nordafrikanischen Ländern wird hauptsächlich Grüntee getrunken.

Heute stammen über zwei Drittel des Tee-Weltexports aus Indien, Pakistan, Ceylon und Indonesien. Dort wird hauptsächlich schwarzer Tee hergestellt, der etwa 80 Prozent der im Handel erhältlichen Teeprodukte ausmacht. In China und Japan dagegen wird auch heute noch hauptsächlich Grüntee produziert.

### Eine Trendwende zugunsten des grünen Tees

*Grüntee wird auch bei uns immer populärer.*

Doch zum Glück zeichnet sich bei uns im Westen seit einigen Jahren eine Trendwende ab: Immer mehr Menschen wenden sich – vielleicht aufgrund der vielen positiven Berichte über die medizinische Wirkung, sicher aber auch im Zuge einer allgemeinen Hinwendung zur asiatischen Kultur und Denkweise – verstärkt dem grünen Tee zu oder geben ihm sogar den Vorzug vor dem Schwarztee. Noch im Jahre 1994 wurden bundesweit nur 226 Tonnen Grüntee getrunken; 1995 waren es schon 420 Tonnen, also fast doppelt soviel.

Immer mehr Menschen stellen fest, wie faszinierend die Entdeckungsreise in die Welt des grünen Tees ist, denn es gibt eine Vielfalt verschiedener Sorten und Geschmacksrichtungen, die man um so intensiver erleben

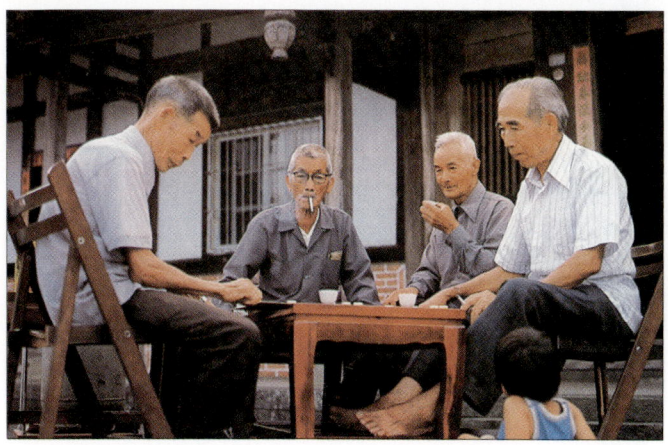

*Grüntee bestimmt das Leben der Chinesen. Ohne Grüntee gibt es keine Geselligkeit, gleich in welcher Gesellschaftsschicht.*

wird, je mehr „Grüntee-Erfahrung" man hat; denn das subtile Aroma des grünen Tees verfeinert das Geschmacksempfinden. Bei den Chinesen, die fast nur grünen Tee trinken, ist diese Sensibilität so weit entwickelt, daß sie sogar Tee-Wettbewerbe veranstalten; und in den Klöstern finden Teezeremonien statt, bei denen der Tee nach streng festgelegten Regeln ausgeschenkt und anschließend ausführlich über sein Aroma und seine Qualität diskutiert wird. Es lohnt sich also nicht nur aus gesundheitlichen Gründen, sich vom Schwarztee- auf Grünteegenuß umzustellen!

### Ein wahres Lebenselixier

Wissenschaftliche Untersuchungen haben mittlerweile gezeigt, daß der grüne Tee eine Vielfalt an wertvollen Inhaltsstoffen besitzt.

**Gerbstoffe:** Zu den Hauptbestandteilen gehören die Gerbstoffe (Tannine). Am wertvollsten ist hier die Gruppe

*Die Laboranalyse zeigt, warum Grüntee einsame Spitze ist: der Gehalt an wichtigen Vitaminen im Vergleich (Werte in mg pro 100 g).*

| | Karotin | Vitamin $B_1$ | Vitamin $B_2$ | Vitamin C |
|---|---|---|---|---|
| **Grüntee** | | | | |
| - Sencha | 13 | 0,35 | 1,4 | 250 |
| - Matcha | 29 | 0,6 | 1,35 | 60 |
| **Schwarztee** | 0,9 | 0,1 | 0,8 | 0 |
| **Kaffee** | 0 | 0 | 0,12 | 0 |

*Quelle: Japan Tea Exporters Association*

der Catechine; sie machen 50 Prozent der Inhaltsstoffe des grünen Tees aus. Wichtig ist vor allem das Epigallo-Catechin, das in letzter Zeit in der medizinischen Forschung großes Aufsehen erregt hat, weil es unter anderem Krebs vorbeugt, vor Herz-Kreislauf-Erkrankungen schützt und Viren abtötet. Das ist eigentlich auch nicht verwunderlich, denn mit solchen und ähnlichen Biostoffen schützen Pflanzen sich selbst vor Viren und anderen Erkrankungen. Wenn wir sie zu uns nehmen, profitieren auch wir von diesem Schutz.

**Alkaloide:** Außerdem enthält Grüntee verschiedene Alkaloide wie Koffein, Theophyllin und Theobromin, die allesamt eine anregende Wirkung haben und nicht nur im Tee, sondern auch in Kaffee, Kakao, Guarana und Mate vorkommen.

**Saponine:** Die im Grüntee enthaltenen Saponine senken beispielsweise den Cholesterinspiegel, schützen vor Krebs im Magen-Darm-Trakt und stärken das Immunsystem gegen Viren.

**Vitamine:** Nicht zuletzt enthält grüner Tee viele Vitamine, zum Teil in so hoher Konzentration, daß schon ein paar Tassen ausreichen, um den Tagesbedarf zu decken. Vor allem der **Vitamin-C**-Gehalt ist sehr hoch – genauso hoch wie bei Zitronen, bei einigen Teesorten sogar noch erheblich höher. Das ist vor allem deshalb erstaunlich, weil Vitamin C ja normalerweise durch Hitze, Licht und längere Lagerung zerstört wird. Im grünen Tee dagegen ist dieses Vitamin in besonders haltbarer Form enthalten und auch nach dem Aufkochen noch in großen Mengen nachweisbar. Forscher haben festgestellt: Selbst wenn man grünen Tee über einen längeren Zeitraum sprudelnd kochen läßt, gibt er nur einen relativ geringen Teil seines Vitamin-C-Gehalts ab.

*Der Vitamin-C-Gehalt von grünem Tee kann das Sechsfache von Zitronen erreichen.*

Durch diese längere Haltbarkeit ist das im Grüntee enthaltene Vitamin C für uns besonders wertvoll. Bei einem in Japan durchgeführten Experiment wurde Teesud bei einer Temperatur von 100 Grad Celsius gekocht. Nach 15 Minuten sprudelnden Kochens verlor der Tee lediglich 30 Prozent seines Vitamin-C-Gehalts! Als man dann aber zum Vergleich in Wasser aufgelöstes Vitamin C bei einer Temperatur von ebenfalls 100 Grad nur zehn Minuten lang kochte, waren schon über 80 Prozent Vitamin C verlorengegangen.

Vitamin C stärkt unser Immunsystem, wirkt als Zerstörer der berüchtigten Freien Radikale vorbeugend gegen Krebs und Herz-Kreislauf-Erkrankungen und hält den Alterungsprozeß auf. Es bekämpft Viren und Bakterien; deshalb ist vor allem in Grippe- und Erkältungszeiten eine ausreichende Aufnahme dieses lebenswichtigen Vitamins wichtig. Menschen, die unter Streß stehen, rauchen, regelmäßig Alkohol trinken oder in schadstoffreicher Umgebung (Auto- und Industrieabgase) leben, brauchen besonders viel Vitamin C. Für sie ist Grüntee – auch wegen seines krebsvorbeugenden Potentials – ein unverzichtbarer Bestandteil der täglichen Nahrung.

Grüntee enthält auch sehr viele Vitamine des B-Komplexes, zum Beispiel **Vitamin $B_1$ (Thiamin)**, das für unser Gehirn und unsere Nerven lebenswichtig ist, denn es mobilisiert den Kohlenhydratstoffwechsel und versorgt auf diese Weise das Gehirn mit Energie, so daß wir stets wach und konzentriert bleiben.

Wer unter Depressionen, Müdigkeit oder „bloßliegenden Nerven" leidet, hat also möglicherweise zuwenig Vitamin $B_1$ im Blut. Das im Grüntee enthaltene Thiamin hat den Vorteil, daß es besonders schnell vom Körper aufgenommen wird.

Vitamin $B_2$ **(Riboflavin)** spielt eine lebenswichtige Rolle beim Abbau und der Verwertung von Kohlenhydraten, Fetten und Eiweißen sowie bei der Energieproduktion in den Zellen; es ist im wahrsten Sinne des Wortes unser „Energiespender". Außerdem ist es wichtig für die Erhaltung der Schutzschicht um unsere Nervenbahnen. Fünf Tassen grüner Tee decken bereits den Tagesbedarf.

*Grüntee steigert das Leistungsvermögen. Die Forschung liefert den Beweis: Die Tabelle rechts zeigt die durchschnittliche Leistungskurve eines Menschen mit und ohne Teegenuß.*

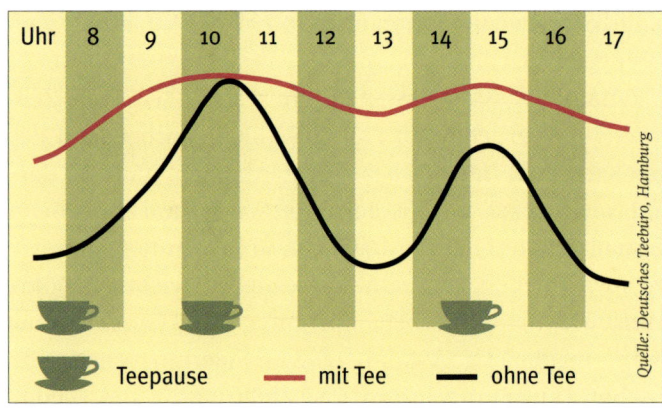

Quelle: Deutsches Teebüro, Hamburg

| Uhr | 8 | 9 | 10 | 11 | 12 | 13 | 14 | 15 | 16 | 17 |

Teepause — mit Tee — ohne Tee

**Vitamin B$_3$ (Niacin)** ist ebenfalls am Kohlenhydrat-, Eiweiß- und Fettstoffwechsel beteiligt; es bildet über 100 verschiedene Enzyme in unserem Körper, die unseren Stoffwechsel steuern und uns die Energie liefern, die wir zum Leben brauchen. Außerdem reguliert es den Feuchtigkeitshaushalt unserer Haut und die Bildung von Neurotransmittern – biochemischen Botenstoffen, die für die Reizübertragung im Gehirn zuständig sind. Fünf Tassen Grüntee täglich decken unseren Tagesbedarf an Niacin.

**Vitamin B$_7$ (Biotin)** sorgt für gesunde Haut und Haare und normales Zellwachstum; und **Folsäure** – ebenfalls im Grüntee enthalten – ist an allen Wachstumsprozessen im Körper sowie an der Blutbildung beteiligt. Das im grünen Tee enthaltene **Vitamin E** und das **Beta-Karotin** wirken – ebenso wie Vitamin C – als wichtige Freie-Radikale-Killer dem Alterungsprozeß entgegen und beugen Krebserkrankungen und Arteriosklerose vor.

**Vitamin K** ist wichtig für die Blutgerinnung und Wundheilung und spielt beim Stoffwechsel unserer Knochen und unseres Bindegewebes sowie für die Nieren- und Leberfunktion eine entscheidende Rolle. Dieses Vitamin ist vor allem in grünen Gemüsesorten und Salaten und natürlich auch im grünen Tee enthalten. Auch bei diesem Vitamin reichen fünf Tassen Tee bereits für unseren täglichen Bedarf aus.

**Mineralien und Spurenelemente:** Daneben enthält Grüntee lebenswichtige Mineralien und Spurenelemente, beispielsweise **Zink**, das unter anderem am Aufbau von roten und weißen Blutkörperchen, an Wundheilung und Zellteilung beteiligt ist und unser Immunsystem stärkt. Streß, Antibiotika, zu hoher Alkoholkonsum und starke Anstrengungen wie beispielsweise Leistungssport erschöpfen unsere Zinkvorräte; für solche Menschen ist Grüntee das ideale Getränk, ebenso für Schwangere, da diese einen erhöhten Zinkbedarf haben.

Grüne Teeblätter enthalten auch besonders viel **Mangan**. Dieses Spurenelement aktiviert wichtige Enzyme, die bei Knochenbildung, Blutgerinnung, Zucker- und Fettstoffwechsel eine Rolle spielen, und senkt den Blutzuckerspiegel. Ein Liter Tee aus direktem Aufguß reicht bereits aus, um die Hälfte unseres Tagesbedarfs zu decken.

An Mineralien enthält grüner Tee unter anderem **Kalium** (wichtig für die Aufrechterhaltung des normalen Herzrhythmus und die Weiterleitung von Nervenimpulsen) und **Magnesium** (unentbehrlicher Aufbaustein für Knochen und Zähne).

Ein ganz entscheidender Vorteil des grünen Tees ist auch sein hoher Gehalt an **Fluor**, das Karies vorbeugt und außerdem ein wichtiger Aufbaustoff für Knochen, Fuß- und Fingernägel ist.

## Koffein, das anregt, ohne aufzuregen

Früher bezeichnete man das im Tee enthaltene Koffein als Thein; diese Unterscheidung hat man jedoch inzwischen aufgegeben, da beide Substanzen die gleiche chemische Formel haben.

Trotzdem unterscheidet sich das Koffein des Tees in seiner Wirkung ganz entscheidend von dem des Kaffees. Das Koffein im Kaffee wirkt viel rascher und intensiver; dafür klingt die Wirkung relativ schnell ab. Beim Tee hingegen tritt der anregende Effekt langsamer ein und ist auch nicht so stark; dafür hält er wesentlich länger an.

Nach dem Genuß von Kaffee ereicht die Koffeinwirkung bereits nach etwa einer halben Stunde ihren Höhepunkt und legt sich im Laufe der nächsten zwei bis drei Stunden allmählich wieder. Dann kommt es zu einem erneuten „Müdigkeits-Tief". Tee dagegen hält die geistige Leistungsfähigkeit konstant auf einem hohen Niveau. Normalerweise liegt unsere Hochleistungsphase vormittags zwischen 9.30 Uhr und 11.30 Uhr und fällt um 13 Uhr rapide ab. Bei Menschen, die frühmorgens, vormittags um halb zwölf und nachmittags um 15 Uhr jeweils eine Tasse Tee trinken, bleibt die Leistungsfähigkeit dagegen ziemlich konstant und liegt stets über der eines Nicht-Teetrinkers.

Das liegt daran, daß das Koffein im Teeblatt an Gerbstoffe gebunden ist und daher nur langsam in den Blutkreislauf abgegeben wird. Die Folge ist eine mild anregende Wirkung, eine wohltuende Mischung aus Wachsein und geistiger Entspannung. Das Koffein des Kaffees dagegen wird sofort aufgenommen, so daß nach dem Genuß einer Tasse Kaffee der Koffeingehalt im Blut schlagartig in die Höhe schießt, um dann ziemlich rasch wieder abzusinken.

Das ist übrigens auch bei Colagetränken und beim Schwarztee der Fall, weil das an die Gerbstoffe gekoppelte Koffein durch den Fermentierungsvorgang während der Schwarzteeproduktion gelöst wird. So kommt es, daß schwarzer Tee zwar weniger Koffein enthält als grüner, aber trotzdem viel aufputschender wirkt.

Da das Koffein des Grüntees nicht schon im Magen, sondern größtenteils erst im Darm resorbiert wird, ist grüner Tee auch wesentlich magenfreundlicher als Schwarztee oder Kaffee. Aus diesem Grund sagt man: *„Tee regt an, aber nicht auf"* – ein Spruch, der allerdings auch

*Tee regt an, aber nicht auf!*

eher auf den grünen als auf den schwarzen Tee zutrifft. Die buddhistischen Mönche trinken diesen Tee schon seit vielen Jahrhunderten nicht nur zum Genuß, sondern auch, weil er ihnen hilft, bei ihren endlosen Meditationen wach und konzentriert zu bleiben, ohne die innere Ruhe und Gelassenheit zu stören, ohne die eine Meditation nicht möglich wäre.

In einem chinesischen Gedicht wird die positive Wirkung des Teetrinkens auf Körper und Geist folgendermaßen beschrieben:

> Die *erste Tasse* befeuchtet mir Lippen und Gaumen,
> die *zweite* befreit mich von meiner Einsamkeit,
> meinen Bürden,
> die *dritte* kontrolliert mein ausgedörrtes Inneres
> und findet dabei nur 5000 Bücher im hohlen Bauch,
> die *vierte Tasse* treibt kalten Schweiß
> und alles Unbehagen meines Lebens aus den Poren.
> Die *fünfte* reinigt meine Muskeln und Knochen,
> bei der *sechsten* fühle ich mich wie Gott,
> die *siebente* soll man nicht trinken, denn sie bläst klaren
> Wind aus den Achselhöhlen und lehrt fliegen.
>
> *Lu Quan*

## Viel oder wenig Koffein – Sie haben die Wahl

Ein entscheidender Vorteil des grünen Tees besteht darin, daß man den Koffeingehalt (und damit natürlich die Intensität der anregenden Wirkung) durch die Zubereitung und die Wahl der geeigneten Teesorte weitgehend selbst steuern kann – eine Möglichkeit, die beim Kaffee kaum besteht.

Zunächst einmal haben die verschiedenen Grüntee-Sorten einen sehr unterschiedlichen Koffeingehalt; es gibt Sorten mit sehr viel Koffein (wie beispielsweise Assam Green, Gunpowder oder den edlen japanischen Matcha), andererseits aber auch milde Sorten wie den koffeinarmen Bancha. Man kann also zu unterschiedlichen Tageszeiten verschiedene Sorten trinken – morgens zum Munterwerden eher eine „Koffein-Bombe" wie beispielsweise den Matcha, am Spätnachmittag oder gegen Abend vielleicht doch lieber einen milden Bancha.

*Der Koffeingehalt von Tee unterscheidet sich von Sorte zu Sorte.*

Außerdem hängt der Koffeingehalt natürlich auch von der Dosierung ab: Je geringer die verwendete Teemenge, desto niedriger der Koffeingehalt. Wer einen Tee mit nur schwach anregender Wirkung bevorzugt, sollte höchstens einen gestrichenen Teelöffel pro Tasse oder noch weniger verwenden.

Ganz entscheidend ist auch die Dauer des Ziehenlassens. Koffein ist in heißem Wasser gut löslich. Deshalb löst sich im Teeaufguß in den ersten ein bis zwei Minuten bereits fast die ganze vorhandene Koffeinmenge – aber ohne die Gerbstoffe. Durch kurzes Ziehenlassen (zwei bis drei Minuten) erzielen wir also eine leicht „kaffeeähnliche" Wirkung: Ein solcher Tee enthält eine hohe Menge an Koffein, das nicht mehr an Gerbstoffe gebunden ist und daher vom Körper sehr schnell aufgenommen wird. Gleichzeitig hat er aber ein sehr mildes Aroma.

Wenn wir den Tee länger (ungefähr vier bis acht Minuten) ziehen lassen, lösen sich nach und nach auch die Gerbstoffe. Das heißt, das Koffein dieses Tees wird langsamer in den Blutkreislauf aufgenommen und wirkt dementsprechend sanft und verzögert; das Aroma ist jedoch kräftiger. Tee enthält auch Theanin, eine Aminosäure, die einen Teil der Wirkung des Koffeins neutralisiert.

Auch dieses Theanin wird erst bei längerem Ziehenlassen des Tees vollständig gelöst.

Auf dieser Erkenntnis basiert die bekannte Faustregel „Wenn man den Tee kurze Zeit ziehen läßt, regt er an; läßt man ihn länger ziehen, so beruhigt er", die allerdings nicht ganz richtig ist, da Tee aufgrund seines Koffeingehalts niemals ausschließlich beruhigend wirken kann, sondern stets auch eine anregende Wirkung hat. Nur der Grad dieser anregenden Wirkung läßt sich durch die Ziehdauer variieren.

Wer den Koffeingehalt seines Tees noch weiter reduzieren möchte, kann die Teeblätter zunächst mit wenig heißem Wasser übergießen und nach einer halben bis einer Minute wieder absieben. Anschließend gießt man noch einmal heißes Wasser an und läßt den Tee wie üblich ziehen. Erst dieser zweite Aufguß wird getrunken. Der Vorteil dieser in China üblichen Methode, die man auch als „Tee waschen" oder „Tee öffnen" bezeichnet: Ein großer Teil des Koffeins ist in dem ersten Aufguß enthalten, den man weggeschüttet hat; außerdem ist der Geschmack bei diesem zweiten Aufguß wesentlich milder. Diese Methode empfiehlt sich beispielsweise am Abend oder für Menschen mit hohem Blutdruck, die dennoch nicht auf den Teegenuß verzichten möchten.

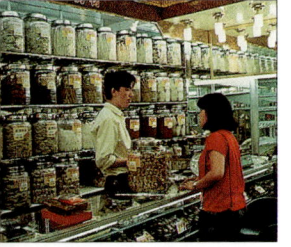

*Die chinesische Medizin setzt auch heute noch viel selbstverständlicher als bei uns Naturheilmittel ein. Die Abb. zeigt eine Apotheke in Hongkong.*

## Wie die heilende Wirkung des grünen Tees entdeckt wurde

Die chinesischen Naturheilkundler wußten schon seit vielen Jahrhunderten, daß der regelmäßige Genuß von grünem Tee sich in vielerlei Hinsicht positiv auf Gesundheit und Wohlbefinden auswirkt. Allerdings fragten sie nicht nach dem Warum; die chinesische Naturmedizin

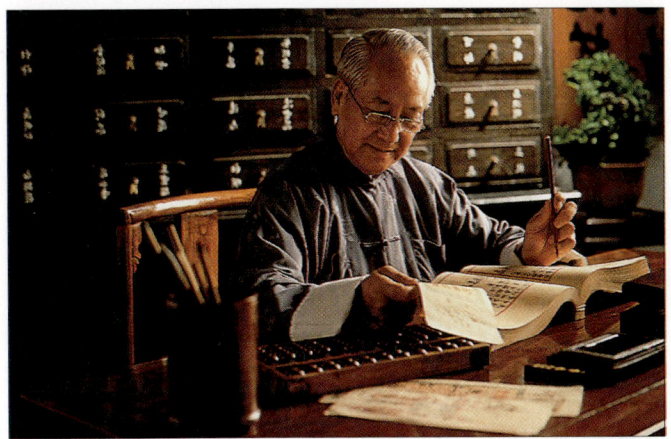

*Die chinesische Medizin basiert auf einer jahrtausende-langen Erfahrung.*

und Ernährungslehre ist eine Erfahrungswissenschaft, bei der in erster Linie die positiven Resultate zählen. Das Wissen um die Kräuter und Nahrungsmittel, die eine heilende, krankheitsvorbeugende oder lebensverlängernde Wirkung haben, wurde einfach über Jahrhunderte hinweg von Generation zu Generation weitergegeben und immer weiter ergänzt. Warum diese Substanzen so wirkten, darum kümmerte man sich erst in zweiter Linie. Hauptsache war, *daß* sie wirkten. So wußten die Chinesen beispielsweise schon vor Jahrhunderten aufgrund reiner Erfahrung, daß Meeresalgen vorbeugend gegen Kropfbildung wirken, während die westliche Medizin dies erst in neuerer Zeit entdeckte.

Ähnlich war es mit dem grünen Tee: Während die Chinesen ihn schon seit Jahrhunderten trinken und sich seiner heilenden Wirkung bewußt sind, wurde diese bei uns erst in diesem Jahrhundert erkannt und mit wissenschaftlichen Methoden erforscht. Den Anstoß dazu gab die Tatsache, daß die Japaner und Chinesen, bei denen sehr viel mehr grüner Tee getrunken wird als bei uns, wesentlich seltener an Krebs und Herz-Kreislauf-Erkrankungen leiden als Europäer und Amerikaner. Außerdem leben sie länger: 1995 betrug die statistische Lebenserwartung in Japan für Frauen 82 und für Männer 76 Jahre – das sind weltweit die höchsten Werte.

### Erste medizinische Studien

Daraufhin wurden in Japan die ersten wissenschaftlichen Studien durchgeführt, die ergaben, daß die Krebssterblichkeitsrate in Regionen, in denen die Menschen besonders viel grünen Tee tranken, wesentlich niedriger war als in anderen Landstrichen. Diese und andere wissenschaftliche Untersuchungen erregten schließlich auch in Europa und den USA Aufsehen. Mediziner begannen, die Wirkungen und Inhaltsstoffe des grünen Tees genau zu untersuchen und zunächst in Tierversuchen zu testen. Dabei ergab sich tatsächlich ein erstaunlich breites Spektrum positiver Wirkungen, das von der Vorbeugung gegen Krebs und Herz-Kreislauf-Erkrankungen bis hin zur Vermeidung von Karies reichte.

*Grüntee wird im Rahmen der verstärkten Hinwendung zu einer sanften, natürlichen Präventivmedizin künftig eine immer wichtigere Rolle spielen.*

Inzwischen liegen auch schon etliche äußerst vielversprechende Ergebnisse von Studien an Menschen vor, die die positive Wirkung des Grüntees eindeutig belegen; und überall in der Welt wird an weiteren wissenschaftlichen Forschungsprojekten gearbeitet, denn man ist sich darüber im klaren, daß der Grüntee in Zukunft eine sehr wichtige Rolle spielen wird.

# Grüner Tee für Herz und Kreislauf

Wer regelmäßig grünen Tee trinkt, hat ein geringeres Risiko, an einem Herzinfarkt oder Schlaganfall zu sterben – das haben Wissenschaftler in Japan und den USA mittlerweile herausgefunden. Denn die Wirkstoffe des Grüntees schalten verschiedene Faktoren aus, durch die gefährliche Gefäßerkrankungen entstehen können, und wirken damit gleich in mehrfacher Hinsicht gegen unsere Zivilisationskrankheit Nummer eins.

Meist entstehen die Ursachen für Herzinfarkt und Schlaganfall unbemerkt, im Inneren unserer herz- und hirnversorgenden Arterien. Wenn sich die ersten Symptome bemerkbar machen, ist der entstandene Schaden meist schon ziemlich groß. Um so wichtiger ist es, der Katastrophe rechtzeitig vorzubeugen.

## Arteriosklerose – die schleichende Gefahr

Es beginnt damit, daß sich an den Innenwänden der Gefäße, die unseren Herzmuskel und unser Gehirn mit Blut versorgen, nach und nach sogenannte arteriosklerotische „Plaques" aus Kalk, Fetten und Bindegewebe ablagern. Meist geschieht so etwas in Arterien, deren Innenwände bereits durch Nikotingenuß oder zu hohen Blutdruck vorgeschädigt sind. Deshalb sind Raucher und Hypertoniker besonders gefährdet. Aber auch die Ernährung spielt eine wichtige Rolle.

Die gefährlichen Plaques bestehen zum großen Teil aus Cholesterin, einer Substanz, die in tierischen Fetten enthalten ist und mit der Nahrung aufgenommen, aber auch von der Leber synthetisiert wird. Eine fettreiche Ernährung begünstigt daher die Entstehung von Arteriosklerose.

Aber nicht jedes Cholesterin ist schädlich. Man unterscheidet zwei verschiedene Arten: das „schlechte" LDL-Cholesterin (low density lipoprotein), das sich an den Gefäßwänden ablagert, und das „gute" HDL-Cholesterin (high density lipoprotein), das unser Herzinfarktrisiko verringert, indem es den Abbau des schädlichen LDL-Cholesterins in der Leber fördert.

Durch die arteriosklerotischen Plaques werden die Gefäße verengt, so daß das Blut nicht mehr richtig durchfließen kann: Die Sauerstoffversorgung ist in dem betreffenden Bereich des Herzmuskels oder Gehirns eingeschränkt. Manchmal macht sich so etwas im Herzmuskelbereich durch Angina pectoris (heftige Brustschmerzen, vor allem bei Belastung) und im Gehirn durch transitorische ischämische Attacken (vorübergehende Ausfallerscheinungen, beispielsweise Lähmungen, Seh-, Sprech- oder Gefühlsstörungen) bemerkbar. Oft warnt unser Körper uns aber auch gar nicht vor, und der Herzinfarkt oder Schlaganfall trifft uns dann plötzlich, wie aus heiterem Himmel.

Er entsteht dadurch, daß sich an einem arteriosklerotischen Plaque ein Blutgerinnsel (Thrombus) anlagert und das ohnehin schon bedrohlich verengte Blutgefäß vollends verstopft. Das liegt daran, daß unser Blut auf jede Verletzung sofort mit der Tendenz reagiert, zu gerinnen. Bei einer äußeren Wunde ist das ja auch sehr sinnvoll, denn wenn diese Verletzung nicht durch einen Blutpfropf verstopft wird, würde der Organismus aus dieser Wunde ewig weiterbluten.

Das Problem ist nur, daß unser Körper die arteriosklerotischen Schädigungen an den Innenwänden der Arterien ebenfalls als Verletzung wahrnimmt und darauf mit einer verstärkten Gerinnungsneigung reagiert. Und was bei einer äußeren Verletzung ein durchaus heilsamer und lebensnotwendiger Wundheilungsprozeß ist, wird an der Gefäßinnenwand zur Katastrophe: Der Blutpfropf

*An vorgeschädigten Gefäßwänden lagern sich leicht Plaques an, die die Blutgefäße verengen. Bei Verletzungen verklumpen Blutplättchen miteinander, um das „Leck" in der Gefäßwand abzudichten.*

**30**

unterbricht die Sauerstoffversorgung; der betreffende Herzmuskel- oder Gehirnbereich stirbt ab.

## Wie grüner Tee unsere Gefäße schützt

Grüntee greift, wie die medizinische Forschung herausgefunden hat, gleich an mehreren Stellen in diesen verhängnisvollen Prozeß ein.

Ende der sechziger Jahre verglichen Wissenschaftler von der University of California den Grad an Arteriosklerose in den Gehirnarterien und Herzkranzgefäßen von etwa 300 westlichen Kaffeetrinkern und 100 chinesischen Teetrinkern anhand von Werten, die über zehn Jahre lang bei Autopsien zusammengetragen worden waren. Das Ergebnis war erstaunlich: Teetrinker hatten nur zwei Drittel so viele Herzarterienschäden und nur ein Drittel so viele Gehirnarterienschäden wie Kaffeetrinker.

Um dieses Phänomen näher zu untersuchen, fütterte man Kaninchen drei Monate lang mit fettreicher Nahrung, so daß sie Arteriosklerose entwickelten. Einige Tiere erhielten jedoch gleichzeitig grünen Tee mit dem Trinkwasser. Bei diesen waren die Gefäße nach Ablauf der drei Monate kaum erkrankt – viel weniger als bei denjenigen, die nur Wasser bekommen hatten. Die Wissenschaftler, die diese Studie durchführten, stellten fest, daß Arteriosklerose sich durch Tee am besten bekämpfen läßt, wenn er gleichzeitig mit oder kurz nach einer fettreichen Mahlzeit eingenommen wird; die japanische und chinesische Sitte, grünen Tee zu den Mahlzeiten zu trinken, ist also durchaus sinnvoll.

Inzwischen weiß man auch, worauf diese gefäßschützende Wirkung des grünen Tees zurückzuführen ist: Das in dem Tee enthaltene Epigallo-Catechin senkt nämlich den Cholesterinspiegel. Anfang der achtziger Jahre wurde in Japan eine Studie mit dem Ziel durchgeführt, zu untersuchen, ob grüner Tee eine vorbeugende Wirkung gegen Herz-Kreislauf- und Lebererkrankungen hat. Über 1300 Männer wurden nach ihren Lebensgewohnheiten befragt, darunter auch nach ihrem Grünteekonsum. Anschließende Blutuntersuchungen ergaben, daß die Testpersonen, die viel grünen Tee tranken, einen viel niedrigeren Gesamtcholesterinspiegel und mithin auch ein geringeres Arteriosklerose-Risiko hatten.

Und nicht nur das: Grüntee „unterscheidet" offenbar zwischen dem nützlichen HDL- und dem schädlichen LDL-Cholesterin. Der Spiegel dieses „guten" HDL-Cholesterins im Blut wurde nämlich durch regelmäßigen Grünteekonsum erhöht.

Mittlerweile kennt man zumindest einen Grund für die blutfettsenkende Wirkung des grünen Tees: Die im Tee enthaltenen Saponine binden im Darm Cholesterin aus der Nahrung an sich, so daß diese nicht in den Blutkreislauf gelangen können.

### Grüner Tee senkt den Blutdruck

Kalifornische Forscher berichteten 1984, daß entkoffeinierter Tee eine beruhigende Wirkung auf Mäuse habe. Der koffeinfreie Tee schien die Tiere zu entspannen, indem er auf das zentrale Nervensystem und das neuroendokrine System wirkte. Außerdem senkte er den Blutdruck der Tiere. Die Mäuse, die regelmäßig Tee bekamen, lebten auch viel länger.

In einem anderen Versuch mischte man Ratten, die aufgrund ihrer genetischen Veranlagung zu hohem Blutdruck neigten, Grüntee-Catechin ins Futter. Dadurch ließ sich die Entwicklung des Bluthochdrucks bei den Tieren verhindern.

Wie kommt es zu dieser blutdrucksenkenden Wirkung? Zunächst einmal greift der grüne Tee direkt in die blutdruckregulierenden Mechanismen unseres Körpers ein. Um das zu verstehen, brauchen wir ein wenig Biochemie: Ein Enzym unseres Körpers, das sogenannte ACE, katalysiert die Bildung einer Substanz namens Angiotensin 2, die stark gefäßverengend wirkt. Diese Verengung unserer Blutgefäße verursacht dann den hohen Blutdruck. Neueste Studien haben gezeigt, daß das im Grüntee enthaltene Catechin das Enzym ACE in seiner Wirkung behindert und dadurch die Bildung von Angiotensin unterdrückt.

Eine ähnliche Wirkung haben übrigens die ACE-Hemmer, blutdrucksenkende Medikamente, die, wie der Name schon sagt, ebenfalls das Enzym ACE in seiner Aktivität hemmen.

Andererseits wirkt der grüne Tee aber auch auf unsere Psyche, indem er uns entspannen und abschalten läßt und uns zwingt, endlich einmal „Pause zu machen". Denn es ist nahezu unmöglich, dieses edle Getränk in hastigen Schlucken hinunterzukippen, wie man es mit einer Cola oder einer Limonade machen würde; man kann gar nicht anders, als sich dafür Zeit zu nehmen und den Tee in kleinen, bedächtigen Schlucken zu genießen. Daher ist er das ideale Getränk für Workaholics und Büro-Hektiker.

Zwar kann das Koffein des grünen Tees, wenn er in großen Mengen und stark koffeinhaltigen Sorten genossen wird, den Blutdruck vorübergehend leicht in die Höhe treiben (das ist die Kurzzeitwirkung, während der blutdrucksenkende Effekt eine Langzeitwirkung ist, die

*„Tee ist eine wundervolle Medizin zur Aufrechterhaltung der Gesundheit. Tee hat eine außerordentliche Fähigkeit, das Leben zu verlängern. Wo immer Tee angebaut wird, langes Leben wird folgen. In vergangenen wie in heutigen Zeiten, Tee ist ein Elixier, das fast Unsterblichkeit verleiht."*

*Eisai (berühmter japanischer Zen-Meister)*

**33**

sich erst nach mehreren Monaten regelmäßigen Teegenusses einstellt). Doch dem kann man durch entsprechende Sortenwahl und Zubereitung leicht entgegenwirken.

Es gibt übrigens auch noch einen dritten Faktor, durch den grüner Tee uns vor Herzinfarkt und Schlaganfall schützt: Er hemmt die Verklumpungsneigung unserer Blutplättchen. Japanische Forscher – bezeichnenderweise von der Universität von Shizuoka, dem Haupt-Teeanbaugebiet in Japan – haben festgestellt, daß die blutverdünnende Wirkung von Grüntee ebenso stark ist wie die von Aspirin, das viele Risikopatienten zum Schutz vor Herzinfarkt regelmäßig einnehmen müssen. Auch für diesen Effekt des grünen Tees ist ein Catechin – das Epigallo-Catechin – zuständig.

## Balsam für unsere Verdauung

Versuche an Tieren und medizinische Studien haben gezeigt, daß Grüntee eine günstige Wirkung auf unsere Verdauungsorgane hat. Die Gerbstoffe wirken beruhigend auf Magen- und Darmschleimhäute; deshalb eignet grüner Tee sich gut zur Vorbeugung und Behandlung von nervösen und entzündlichen Magen- und Darmerkrankungen.

Vor allem bei Durchfall ist dieser Tee ein hervorragendes natürliches Heilmittel, denn zu der beruhigenden tritt hier auch noch die antibakterielle Wirkung des Grüntees. Bei einer in Tokio durchgeführten Untersuchung zeigte sich, daß Extrakte aus japanischem grünem Tee das Wachstum verschiedener Bakterien hemmten, die Durchfallerkrankungen hervorrufen. Sogar das

Cholera-Bakterium und typhuserregende Salmonellen ließen sich dadurch inaktivieren. Der Tee macht die Cholera-Bakterien unschädlich, indem er sie einfach miteinander verklumpt, so daß sie sich nicht mehr bewegen können. Sowjetische Ärzte setzen Grüntee schon lange erfolgreich zur Behandlung von Ruhr ein, und auch in Indien ist es ein altes Hausmittel, Patienten mit Durchfall einen starken Tee zu verabreichen.

*Grüner Tee inaktiviert verschiedene Bakterien, die Durchfallerkrankungen hervorrufen.*

### Appetitanreger und Leberschutz

Die Bitterstoffe im grünen Tee regen den Gallenfluß an und helfen auf diese Weise bei Verdauungsproblemen und Appetitlosigkeit. Da Tee ein alkalisches Getränk ist, neutralisiert er außerdem Säureüberschüsse im Magen und wirkt damit einer Übersäuerung entgegen, die sich in Sodbrennen, Aufstoßen und unangenehmem Völlegefühl äußert. Das ist gerade bei unseren heutigen Ernährungsgewohnheiten wichtig, denn die meisten Menschen leiden aufgrund falscher Ernährung an Übersäuerung. Wer gern Kaffee, Cola und Alkohol trinkt und viel Fleisch ißt – die „Hauptübeltäter", die zur Übersäuerung führen –, für den ist Grüntee zum Ausgleich das ideale Getränk, denn dieser Tee mildert überschüssige Magensäuren in ihrer Wirkung.

Einiges deutet darauf hin, daß grüner Tee sogar die Leber vor Schädigungen schützen kann. In der bereits erwähnten Studie, bei der japanische Mediziner untersuchten, ob ein Zusammenhang zwischen hohem Grünteekonsum, Arteriosklerose und Leberschäden besteht, zeigte sich, daß regelmäßiger Genuß von grünem Tee tatsächlich nicht nur den Cholesterinspiegel senkt, sondern offenbar auch ein hervorragender Leberschutz ist: Bei

*Es ist bekannt, daß die Leber Vitamin C benötigt, um Alkohol abzubauen. Reicht der Vitamin-C-Vorrat nicht aus, kann er durch Grüntee ergänzt werden. Wer raucht und Alkohol trinkt, kann den „Schaden" durch reichlichen Teegenuß wiedergutmachen, da Grüntee abführend und ausschwemmend wirkt. Bei starken Ermüdungserscheinungen nach zuviel Alkoholkonsum stärkt die anregende Wirkung des Grüntees das Zentralnervensystem und wirkt innerhalb kurzer Zeit belebend.*

den befragten Männern, die angaben, viel Grüntee zu trinken, waren die Leberwerte durchweg viel besser als bei den anderen. Die Enzyme Aspartat-Aminotransferase und Alanintransferase, die auf eine Leberschädigung hinweisen, waren bei ihnen in geringerer Konzentration vorhanden. Besonders ausgeprägt war dieser leberschützende Effekt ab einem Grünteekonsum von über zehn Tassen am Tag.

Grüner Tee ist also gerade in unserer heutigen Zeit, in der wir unserer Leber durch Umweltgifte, Alkoholkonsum und falsche, zu fettreiche Ernährung ziemlich viel zumuten, das ideale Getränk.

## Neueste medizinische Erkenntnisse: Grüntee schützt vor Krebs

Schon seit langem ist bekannt, daß die Chinesen und Japaner, die viel grünen Tee trinken, nicht nur ein geringeres Herzinfarkt- und Schlaganfallrisiko haben, sondern auch viel seltener an Krebs erkranken als Menschen in Europa und den USA. Und nicht nur das: In den Gebieten Japans und Chinas, in denen besonders viel Grüntee getrunken wird, ist die Krebssterblichkeitsrate im Vergleich zu anderen Landesteilen extrem niedrig. So sterben beispielsweise im Landkreis Shizuoka – dem größten japanischen Teeanbaugebiet – viel weniger Menschen an Krebs als in anderen Regionen Japans. Magenkrebs kommt dort so gut wie gar nicht vor.

Es lag nahe, hier einen Zusammenhang zu vermuten. Die ersten, die wissenschaftliche Untersuchungen zum Thema „Grüntee und Krebs" durchführten, waren die Chinesen und Japaner. Seit 1985 befaßt sich ein Team von Medizinern unter der Leitung von Dr. Hirota Fujiki am Saitama-Krebsforschungszentrum in Komuro (Japan) mit der krebsvorbeugenden Wirkung des grünen Tees. Aber auch in den USA und Europa werden inzwischen immer mehr Studien durchgeführt. Das Ergebnis: Grüner Tee beugt bösartigen Tumoren nicht nur vor, sondern hat wahrscheinlich auch auf Karzinome, die bereits im Entstehen sind, eine hemmende Wirkung. Vor allem vor Krebserkrankungen von Speiseröhre, Magen, Darm, Leber und Lunge, aber auch vor Haut-, Brust- und Prostatatumoren kann man sich durch regelmäßigen Grünteegenuß schützen.

*Grüntee kann die Karzinombildung hemmen.*

Zunächst erforschten Mediziner die Wirkung des grünen Tees in Tierversuchen: Man verabreichte oder injizierte Ratten und Mäusen verschiedene krebserregende Chemikalien und gab ihnen dann Grüntee oder bestimmte Substanzen, die im grünen Tee enthalten sind, ins Trinkwasser. Damit wollte man einfach feststellen, ob sich die karzinogene Wirkung der Chemikalien mit diesen Substanzen neutralisieren ließ.

Die Resultate waren durchweg positiv. Und was vielleicht das Erstaunlichste dabei ist: Selbst äußerlich angewandt, kann eine bestimmte Gruppe von Gerbstoffen im Tee, die Polyphenole, Mäuse vor Hautkrebs schützen. Man erzeugte bei den Nagetieren durch eine karzinogene chemische Substanz Hauttumoren und behandelte die Haut einiger Mäuse gleichzeitig mit Grüntee-Polyphenolen. Das Ergebnis: Bei den mit den Polyphenolen behandelten Nagern entstanden nicht nur viel weniger bösartige Tumoren, sondern sie wuchsen auch langsamer.

In einem anderen Experiment konnte man durch die äußerliche Anwendung von Polyphenolen bei Mäusen verhindern, daß chemisch hervorgerufene Papillome (gutartige, warzenähnliche Hautgeschwülste) sich zu bösartigen Krebsgeschwülsten entwickelten.

### Erste Untersuchungen an Menschen

Diese ermutigenden Ergebnisse veranlaßten Wissenschaftler, nun auch großangelegte Studien mit Menschen durchzuführen. Die ersten Ergebnisse liegen bereits vor.

In den Jahren 1990 bis 1993 wurden in Shanghai über 1000 Patienten, die an Speiseröhrenkrebs litten, per Fragebogen interviewt. Sie sollten über ihre Lebensgewohnheiten und ihre Ernährungsweise – Rauchen, Alkohol, Grünteeverbrauch und so weiter – Auskunft geben. Dabei ergab sich, daß die Patienten, die an Speiseröhrenkrebs erkrankt waren, wesentlich weniger grünen Tee tranken als die Testpersonen der Kontrollgruppe, die nicht an dieser Krebsart litten.

Ein Beweis für die krebsvorbeugende Wirkung von grünem Tee – oder nur reiner Zufall? Wahrscheinlich doch nicht, denn bei weiteren Untersuchungen zu diesem Thema häuften sich die „Zufälle". In einer ebenfalls in Shanghai durchgeführten Studie wurden 711 Testpersonen mit Magenkrebs und ebenso viele gesunde Menschen nach ihrem Teekonsum befragt. Auch hierbei ergab sich, daß Menschen, die viel grünen Tee trinken, offenbar ein geringeres Risiko haben, an Krebs zu erkranken.

Eine dritte chinesische Studie, die die vorbeugende Wirkung von grünem Tee gegen Karzinome von Dickdarm, Enddarm und Bauchspeicheldrüse untersuchte, zeigte ebenfalls, daß Teetrinken das Krebsrisiko senkt, vor allem im Hinblick auf Enddarm- und Bauchspeicheldrüsenkrebs.

Die vierte Studie, die für unser Thema interessant ist, befaßte sich mit dem Zusammenhang zwischen Rauchen, Alkohol, regelmäßigem Grünteegenuß und Magenkrebs. Das Ergebnis wird manchen überraschen, der Nikotin bisher nur mit Lungenkarzinomen in Verbindung gebracht hat: Rauchen erhöht das Risiko, an Magenkrebs zu erkranken, weitaus stärker als Alkohol. Grüner Tee hingegen senkt das Magenkrebsrisiko. Wer sein Laster also partout nicht aufgeben möchte, der sollte möglichst viel grünen Tee trinken, um das erhöhte Krebsrisiko, das er damit auf sich nimmt, zumindest ein wenig abzuschwächen.

## Mögliche Wirkmechanismen

Wie ist die krebsvorbeugende Wirkung des grünen Tees zu erklären? Darüber sind sich die Forscher noch nicht hundertprozentig im klaren; doch einige Anhaltspunkte hat man bereits. Und über eines sind sich die Mediziner inzwischen weitgehend einig: Mit Sicherheit läßt sich der krebsschützende Effekt nicht auf einen einzigen Wirkmechanismus zurückführen. Offenbar wirken hier – ähnlich wie bei den Herz-Kreislauf-Erkrankungen – gleich mehrere verschiedene Faktoren zusammen.

*Verschiedene Mechanismen des Grüntees schützen vor Krebs.*

Fest steht inzwischen, daß die wichtigste gegen Krebs wirksame Substanz im grünen Tee ein Gerbstoff, das Epigallo-Catechingallat, ist.

Dieses Epigallo-Catechingallat schützt unsere Zellen vor Mutationen, die durch Umweltschadstoffe und giftige Chemikalien in der Nahrung entstehen. Solche Mutationen können das Genmaterial in unseren Zellkernen so verändern, daß Zellen entstehen, die zu krankhaft vermehrtem, unkontrolliertem Wachstum – Krebs – neigen.

*Höchstwahrscheinlich schützt grüner Tee auch vor Lungenkrebs. Studien haben gezeigt, daß die Lungenkrebs-Sterblichkeitsrate bei Männern in Japan viel niedriger liegt als in den USA, obwohl die Anzahl der Raucher in Japan doppelt so hoch ist. Vermutlich ist der Lungenkrebs-Schutz auf den regelmäßigen Grünteekonsum der Japaner zurückzuführen.*

Zu diesen Giftstoffen gehören zum Beispiel die Nitrosamine. Das sind chemische Verbindungen, die in geringen Mengen zur Konservierung in Nahrungsmitteln, aber auch im Tabakrauch und im Bier enthalten sind. Tierversuche haben gezeigt, daß Nitrosamine in hohen Konzentrationen krebsauslösend wirken. Es ist aber nicht auszuschließen, daß sie durch Zusammenwirken mit anderen Stoffen auch in geringerer Menge bereits Krebserkrankungen verursachen können.

Grüner Tee schützt vor der schädlichen Wirkung dieser Nitrosamine: Experimente haben nämlich gezeigt, daß Epigallo-Catechingallat bei Nagetieren die durch Tabakrauch-Nitrosamine bedingte Entstehung von Lungenkrebs hemmen kann. (Brunnenkresse hat übrigens einen ähnlichen Effekt.) Und was für Nagetiere gilt, trifft möglicherweise auch auf den Menschen zu: Mediziner vermuten, daß die geringere Lungenkrebsrate bei japanischen Rauchern auf ihre gesündere Ernährung zurückzuführen ist – sicherlich auch auf ihre Gewohnheit, regelmäßig grünen Tee zu trinken.

Auch beim Braten und Grillen von Fisch und Fleisch entstehen gefährliche krebserregende Stoffe, wie japanische Wissenschaftler in den siebziger Jahren herausgefunden haben. Sie werden unter anderem für die Häufigkeit von Brust-, Dickdarm-, Bauchspeicheldrüsen- und Prostatakrebs in den westlichen Industrienationen verantwortlich gemacht, vor allem bei einer zu fleisch- und fettreichen Ernährung. Inzwischen hat man nachgewiesen, daß Menschen, die viel gebratenes und gegrilltes Fleisch essen, tatsächlich ein erhöhtes Darmkrebsrisiko haben, während Krebserkrankungen bei Vegetariern seltener vorkommen. Die im Tee enthaltenen Polyphenole aber – und jetzt kommt die gute Nachricht – können diese krebserregenden Substanzen unschädlich machen. Auch aus diesem Grund ist es also durchaus empfehlenswert, grünen Tee zu den Mahlzeiten zu trinken, wie die Chinesen es tun.

Sicherlich spielt bei der krebsvorbeugenden Wirkung auch die Tatsache eine Rolle, daß die im Grüntee enthaltenen Catechine wichtige Freie-Radikale-Killer sind.

Freie Radikale sind Moleküle, die eine ungerade Anzahl an Elektronen haben, während die Elektronen bei Atomen und Molekülen normalerweise immer Paare bilden. Um dieses Elektronen-Ungleichgewicht wieder wettzumachen, schwirren diese freien Radikale nun so lange in unserem Organismus umher, bis sie auf ein anderes Molekül treffen, das eine gerade Elektronen-Anzahl hat. Dieses Molekül attackieren sie dann und verbinden sich entweder mit ihm oder entreißen ihm ein Elektron, um es bei sich einzubauen. Dadurch entsteht eine verhängnisvolle Kettenreaktion: Denn das seines Elektrons beraubte Molekül wird auf diese Weise selbst zum freien Radikal, das nun seinerseits wieder andere Moleküle angreift und diesen ein Elektron wegnimmt.

Auf diese Weise entsteht mit der Zeit ein irreparabler Schaden an den Zellen in unserem Organismus. Besonders gefährlich ist die zerstörerische Aktivität der freien Radikale in den Zellkernen: Denn dadurch, daß sie Atomen und Molekülen Elektronen entreißen, schädigen sie die genetische Substanz im Zellkern zum Teil so schwer, daß Krebszellen entstehen. Außerdem tragen sie ganz allgemein zum Alterungsprozeß bei.

Freie Radikale entstehen bei allen möglichen Vorgängen in unserem Körper – beispielsweise bei den Verbrennungsprozessen, die unter der Einwirkung des Sauerstoffs, den wir einatmen, in unserem Organismus ablaufen und ohne die wir keine Energie gewinnen könnten. Einem großen Teil dieser freien Radikale können wir also gar nicht entgehen.

Es gibt aber auch verschiedene Giftstoffe und andere schädigende Umwelteinflüsse, die freie Radikale erzeugen – Alkohol und Zigarettenrauch zum Beispiel oder die ultravioletten Strahlen der Sonne. Diesen Einflüssen können wir uns durch eine vernünftige Lebensweise sehr wohl entziehen und dadurch die Menge der freien Radikale, die in unserem Körper entstehen, wenigstens so gering wie möglich halten.

Und zum Glück gibt es auch verschiedene Stoffe in unserer Nahrung, die diese zerstörerischen freien Radikale in unserem Körper abfangen und unschädlich machen. Man bezeichnet sie als Antioxydantien oder salopper als „Freie-Radikale-Killer". Die bekanntesten sind Vitamin C, Vitamin E und Betakarotin. Inzwischen aber weiß man, daß auch die im Grüntee enthaltenen Catechine eine antioxydative Wirkung haben – laut einer Untersuchung der pharmakologischen Fakultät an der japanischen Okayama-Universität sind sie in dieser Hinsicht sogar zwanzigmal wirkungsvoller als Vitamin E.

*Die im Grüntee enthaltenen Catechine wirken gegen freie Radikale.*

Auch schwarzer Tee bekämpft Freie Radikale – allerdings längst nicht so wirkungsvoll wie der Grüntee. Eine Studie hat außerdem gezeigt, daß der Zusatz von Milch diesen antioxydativen Effekt des Tees vollkommen zunichte macht – wahrscheinlich, weil die Tee-Polyphenole durch die Milchproteine in ihrer Wirkung beeinträchtigt werden. Es ist also nicht unbedingt eine gute Idee, Tee mit Milch zu trinken, wie die Engländer und die Ostfriesen es tun; aber beim grünen Tee verbietet sich die Hinzufügung von Milch sowieso, da das erlesene Aroma dieses Tees nur „pur" – also ohne Zusatz von Milch, Honig,

Zucker oder irgendwelchen anderen Substanzen – zur Geltung kommt.

Eine seltsame Beobachtung sei hier am Schluß noch angefügt: Wissenschaftler von der Chung-Hsing-Universität in Taiwan testeten die Wirkung verschiedener Teesorten gegen diverse krebserregende Substanzen. Sie experimentierten mit grünem Tee, Schwarztee und Oolong – einem Tee, der halbfermentiert ist, also eine Zwischenstellung zwischen grünem und schwarzem Tee einnimmt. Die krebsschützende Wirkung des Schwarztees war, wie zu erwarten, am schwächsten. Überraschenderweise zeigte sich jedoch, daß Oolong gegen manche karzinogene Substanzen wirksamer war als grüner Tee – und das, obwohl Oolong weniger Catechine und auch etwas weniger Vitamin C enthält als Grüntee. Andere Wissenschaftler haben festgestellt, daß Oolong-Tee zum Teil ganz neue Biostoffe enthält, die weder im grünen noch im schwarzen Tee zu finden sind.

Die medizinische Forschung schließt daraus, daß es schwierig ist, die krankheitsvorbeugende Wirkung des Tees auf einen einzigen Wirkstoff zurückzuführen; wahrscheinlich ist es ein Zusammenspiel verschiedener Substanzen, und welcher Bestandteil des Tees gegen welche Art von Karzinogenen wirkt, weiß man bis heute eben leider noch nicht genau. Deshalb ist es keine schlechte Idee, mehrere verschiedene Teesorten zu trinken und nicht immer nur grünen Tee, sondern auch hin und wieder einen Oolong auf den Tisch zu bringen.

*Auch Oolong (halbfermentierter Tee) hat viele wertvolle Inhaltsstoffe und gesundheitsfördernde Wirkungen.*

## Ein wirksamer Schutz vor Strahlenschäden

Andere Studien haben noch einen weiteren Grund für die krebsvorbeugende Wirkung des grünen Tees ans

Tageslicht gebracht, der gerade in der heutigen Zeit einen besonderen Stellenwert einnimmt: Die Polyphenole im Grüntee schützen vor der Einwirkung verschiedener schädlicher Strahlen. Japanische Wissenschaftler verabreichten Ratten radioaktives Strontium, das bei Kernspaltungsreaktionen entsteht und sich beispielsweise im radioaktiven Niederschlag bei Atombombenexplosionen findet und auch bei Kernkraftwerk-Unfällen freigesetzt wird.

Normalerweise lagert sich dieses radioaktive Metall im Knochenmark ein, wo es zu Leukämie und Knochentumoren führen kann. Doch wenn die Forscher den Versuchstieren eine halbe Stunde vor der Behandlung mit Strontium grünen Tee eingaben, lagerte sich deutlich weniger Strontium in ihren Knochen ab. Eine besonders starke strahlenschützende Wirkung scheint der pulverisierte Matcha-Tee zu haben, der bei der japanischen Teezeremonie verwendet wird: Bei diesem Tee ließ sich die Strontium-Einlagerung sogar noch verhindern, wenn man den Tieren den Tee nicht bereits eine halbe Stunde vorher, sondern *gleichzeitig* mit der Strontium-Lösung eingab! (Die anderen getesteten Grüntee-Sorten – Bancha, Sencha und Gyokuro – waren bei gleichzeitiger Einnahme mit dem Strontium wirkungslos.)

Die Wissenschaftler vermuten, daß die Gerbstoffe im Tee, die ja die Darmperistaltik reduzieren und außerdem eine zusammenziehende Wirkung auf die Darmschleimhaut haben, die Aufnahme des Strontiums durch die Darmwände in den Blutkreislauf hemmen, so daß im Endeffekt weniger von dem gefährlichen radioaktiven Material in den Organismus gelangt und ein größerer Teil wieder ausgeschieden wird. Das Matcha-Pulver hat überdies die Fähigkeit, das Strontium zu absorbieren. Gerade im Hinblick auf die zunehmende Gefahr radioaktiver Verseuchung durch AKW-Unfälle und Atomtests ist das tägliche Trinken von grünem Tee also durchaus empfehlenswert.

Doch auch vor ultravioletten Strahlen können wir uns durch Grüntee schützen. Die entzündlichen Reaktionen auf ultraviolette Strahleneinwirkung bei Mäusen ließen sich durch Polyphenole beziehungsweise durch einen Grüntee-Extrakt im Trinkwasser der Tiere neutralisieren; und die Entstehung bösartiger Hauttumoren wurde durch Grüntee immerhin um 80 bis 90 Prozent reduziert. Merkwürdigerweise wirkte entkoffeinierter Grüntee in diesem Experiment etwas schwächer als koffeinhaltiger.

In einem anderen Versuch hatte sogar die äußerliche Behandlung von Mäusen mit Grüntee-Polyphenolen eine schützende Wirkung – Grüntee sollte also auch in unserer Kosmetik einen festen Platz einnehmen, denn selbst wenn viele Menschen angesichts der Schreckensmeldungen über Ozonloch und steigende Hautkrebsraten inzwischen vor allzu ausgiebigen Sonnenbädern zurückschrecken, können wir uns doch nie völlig vor der schädlichen UV-Strahlung der Sonne schützen. Aber wir können vorbeugen und vielleicht das Schlimmste vermeiden, indem wir unsere Haut regelmäßig mit grünem Tee verwöhnen.

*Äußerlich angewandt, schützt grüner Tee die Haut vor den schädlichen UV-Strahlen der Sonne.*

## Vorbeugung gegen Darmkrebs und Nebenwirkungen der Chemotherapie

Besonders ausgeprägt soll die vorbeugende Wirkung des grünen Tees gegen Darmkrebs sein. Hierbei spielt auch noch ein ganz anderer Faktor mit: nämlich die bereits erwähnten Saponine. Diese pflanzlichen Biostoffe hemmen nämlich die Entstehung von Gallensäuren, die zu den wichtigsten Ursachen bösartiger Darmtumoren gehören. Zwar sind diese Gallensäuren an sich etwas sehr Nützliches, denn sie helfen bei der Verdauung fetthaltiger Nahrung. Sobald sie ihre Aufgabe erfüllt haben, werden sie jedoch im Dickdarm von Darmbakterien zu den sogenannten sekundären Gallensäuren umgewandelt, und diese können Krebs erzeugen. Saponine fangen die Gallensäuren ab, indem sie sich an sie binden und mit ihnen große Moleküle bilden, die nicht mehr durch die Kanäle der Darmzellen passen und daher mit dem Stuhl ausgeschieden werden.

In China wird sogar ein Medikament auf Grüntee-Basis gegen die schädlichen Nebenwirkungen der Krebs-Chemotherapie eingesetzt. Bei dieser Therapie sinkt der Anteil der weißen Blutkörperchen – ein großer Nachteil, denn diese Blutkörperchen spielen eine wichtige Rolle für unsere Immunabwehr und werden daher gerade von Krebspatienten besonders dringend gebraucht. Durch Grüntee läßt sich der Anteil an weißen Blutkörperchen bis zu 90 Prozent erhöhen. *Shen bai dshr* – „steigen weiße Blutkörperchen" – nennen die Chinesen das Medikament, das auf der Basis dieser sensationellen Entdeckung entwickelt wurde.

Aus all diesen wissenschaftlichen Erkenntnissen ergibt sich ganz klar die Schlußfolgerung, daß wir uns eigentlich nur Gutes tun können, wenn wir grünen Tee trinken, denn er ist ein natürliches, risiko- und nebenwirkungsfreies Mittel zur Krebsvorbeugung – und billig noch obendrein. Allerdings muß man ihn schon regelmäßig und in ähnlich großen Mengen zu sich nehmen wie die Chinesen und Japaner, um in den Genuß seiner krebsschützenden Wirkung zu kommen.

Dr. Hirota Fujiki empfiehlt, täglich zehn Tassen grünen Tee zu trinken. Auf den ersten Blick sieht es vielleicht so aus, als sei das sehr viel, doch muß man bedenken, daß die japanischen Teetassen, von denen Dr. Fujiki ausgeht, ja viel kleiner sind als unsere. Zehn japanische Tassen entsprechen ungefähr sechs bis sieben Tassen in der Größe, wie wir sie gewohnt sind. Und wenn man seinen Konsum an Kaffee und Cola entsprechend reduziert – zumal man ja ohnehin inzwischen weiß, daß Tee der bessere Muntermacher ist –, wird es einem gar nicht so schwerfallen, auf sechs bis sieben Tassen am Tag zu kommen.

*Man muß schon regelmäßig und ziemlich viel grünen Tee trinken, um damit Krebs und anderen Erkrankungen vorbeugen zu können – mindestens 6–7 Tassen pro Tag.*

## Eine Verjüngungskur für Immunsystem, Knochen und Zähne

Als Freie-Radikale-Killer stärkt grüner Tee natürlich auch unser Immunsystem und macht uns weniger anfällig für virale und bakterielle Infektionen aller Art. Auch die im Grüntee enthaltenen Saponine stärken die körpereigenen Abwehrkräfte. Tierversuche haben gezeigt, daß diese pflanzlichen Biostoffe, die außer im grünen Tee hauptsächlich in Hülsenfrüchten enthalten sind, unseren Organismus dazu anregen, mehr Antikörper zu bilden: Mäuse, die mit Saponinen gefüttert wurden, hatten bis zu hundertmal so viele Antikörper im Blut wie normal gefütterte Nagetiere; ihre Abwehrkräfte reichten sogar gegen Tollwutviren aus. Und nicht zuletzt stärkt natürlich auch der hohe Vitamin-C-Gehalt des Tees unser Immunsystem.

Deshalb empfiehlt es sich, in Zeiten erhöhter Infektionsgefahr – also beispielsweise bei Grippewellen – besonders viel Grüntee zu trinken. Aber auch, wenn es uns

*Auch das regelmäßige Gurgeln mit grünem Tee ist eine gute Vorbeugung gegen Grippeviren.*

bereits erwischt hat, kann der grüne Tee noch helfen: Er beschleunigt den Heilungsprozeß und hilft uns durch seine anregende Wirkung über das bei grippalen Infekten typische Gefühl der Abgeschlagenheit hinweg.

*Grüntee schützt vor Infektionen.*

Grüner Tee, nach den Mahlzeiten getrunken, macht Viren und Bakterien im Essen unschädlich und senkt auf diese Weise das Risiko, an einer Nahrungsmittelvergiftung zu erkranken. Auch daran sind die Catechine „schuld": Eine japanische Studie hat gezeigt, daß viele der Bakterien, die Nahrungsmittelvergiftungen hervorrufen, selbst in einem Bruchteil des in normal aufgegossenem Grüntee enthaltenen Catechins nicht überleben können.

Aber es gibt auch noch einen ganz anderen Bereich, wo grüner Tee eine segensreiche Wirkung entfaltet: bei unseren Zähnen, denen wir durch unsere zuckerreiche Ernährung – und nicht immer ausreichende Mundhygiene – schon einiges zumuten.

## Grüner Tee gegen Karies

Früher haben sich die Menschen in China auf dem Land nie die Zähne geputzt; man nahm einfach morgens und nach jedem Essen einen kräftigen Schluck Tee, gurgelte und spuckte aus, und schon waren Mund und Gebiß gereinigt. Tee enthält nicht nur Fluor, es löst auch Fett und andere Speisereste, und das wußten die Chinesen, deren Erfahrungsmedizin unserer Wissenschaft in vielem überlegen ist, schon seit je.

Ein Beispiel aus unserer Zeit ist in China in aller Munde: Mao Tse-tungs Leibarzt, Li Zhishiu, entdeckte eines Tages in einer Blutprobe seines prominenten Patienten, daß die Zahl der weißen Blutkörperchen leicht erhöht war. Es galt nun, schleunigst den Entzündungsherd zu finden. So schlug er Mao eine Untersuchung vor, die dieser allerdings nur widerwillig zuließ; denn Mao Tse-tung war kein sehr bequemer Patient.

Bei der Untersuchung wurde auch Maos Gebiß gründlich geprüft. Der Arzt wußte zwar, daß sein Patient nie seine Zähne putzte, vielmehr grundsätzlich nur mit Tee gurgelte, aber nun stellte er fest, daß Maos Zähne nicht nur grün aussahen, sondern obendrein mit einem schmutzigen Belag behaftet waren, und bei genauerer Prüfung fand er hier auch den Herd der Entzündung.

Er schlug Mao vor, von nun an täglich seine Zähne richtig zu reinigen. Die Antwort des Patienten ist überliefert: „Ich putze meine Zähne nie – seit ich denken kann, gurgle ich immer nur mit grünem Tee. Sehen Sie sich doch einmal die Tiger an; die putzen sich ihre Zähne doch auch nie, und trotzdem bleiben sie immer scharf und fallen nicht aus. Wie können wir uns das wohl erklären?"

Der Leibarzt schwieg; und der Patient gab ein wenig nach und reinigte seine Zähne ein paar Tage lang, doch dann blieb wieder alles beim alten. Trotzdem hat Mao bis zu seinem 80. Geburtstag nur einige obere Backenzähne verloren – alle anderen waren tadellos erhalten.

Forscher in Taiwan spülten Ratten regelmäßig das Maul mit Tee aus; dadurch ließ sich der Kariesbefall ihrer Zähne um immerhin 50 bis 75 Prozent reduzieren. Amerikanische Wissenschaftler impften Ratten mit karieserregenden Bakterien und fütterten sie mit Zucker – der ideale Nährboden für raschen Zahnverfall. Aber gleichzeitig gaben sie einigen von ihnen Tee statt Wasser zu trinken. Mehrere verschiedene Teesorten wurden ausprobiert – chinesischer Grüntee und indischer Schwarztee.

Nach fünf Wochen untersuchten die Wissenschaftler die Zähne der Tiere: Bei den Ratten, die Tee getrunken hatten, war viel weniger Kariesbefall festzustellen als bei den Nagetieren, denen man wie üblich Wasser zu trinken gegeben hatte. Eine chinesische Grünteesorte (Young Hyson) erwies sich dabei als besonders wirksam: Sie reduzierte den Kariesbefall sogar um die Hälfte – ein klarer Beweis dafür, daß grüner Tee als Schutz vor Karies dem Schwarztee vorzuziehen ist.

*Kinder in asiatischen Ländern, die in der Schule während der Mittagspause regelmäßig grünen Tee trinken, haben viel seltener unter Karies zu leiden.*

Für all diese Phänomene gibt es eine ganz einfache Erklärung: Grüner Tee enthält viel Fluor, das wichtig für die Kariesprophylaxe ist und deshalb heutzutage in kaum einer Zahncreme mehr fehlt. Aber Versuche mit Kindern haben gezeigt, daß die natürlichen Fluorverbindungen im Grüntee den Zahnschmelz viel besser schützen als das chemische Fluor in unserer Zahnpasta.

Außerdem gilt natürlich auch hier wieder die Regel, daß das Ganze mehr ist als die Summe seiner Teile: Beim grünen Tee kommen nämlich außer dem Fluor auch noch verschiedene andere Faktoren hinzu, die vor Karies und Parodontose schützen – eben seine antibakterielle und entzündungshemmende Wirkung. Grüntee bekämpft Bakterien in der Mundhöhle, die zu Karies und Parodontose führen können. Zucker allein greift unsere Zähne nämlich noch nicht an; die Übeltäter sind vielmehr jene Bakterien, die den Zucker in schädliche Säuren umwandeln. Diese Säuren attackieren den Zahnschmelz.

Und das ist noch nicht alles: Mit der Zeit entzündet sich durch die zerstörerische Wirkung dieser Bakterien das Zahnfleisch und löst sich vom Zahn. So entstehen die berüchtigten Zahnfleischtaschen, in der Fachsprache auch als Parodontose bekannt. Nach und nach werden die Taschen, aus denen die Beläge sich mit der Zahnbürste gar nicht mehr entfernen lassen, immer tiefer, und schließlich kommt es zum Knochenabbau am Kiefer. Die Zähne verlieren ihren Halt, lockern sich und fallen aus.

Versuche haben gezeigt, daß Grüntee-Polyphenole eine hemmende Wirkung auf diese schädlichen Mundhöhlen-Bakterien haben und dadurch Karies und Parodontose entgegenwirken.

Auch üblen Mundgeruch kann man durch regelmäßigen Grünteegenuß bekämpfen, denn auch er entsteht meistens durch Karies und durch geruchsbildende Mikroorganismen im Mundraum.

Nach bisherigen Erkenntnissen schätzen Wissenschaftler, daß der Tagesbedarf an Fluor mit ungefähr zehn Gramm Tee – das entspricht einem Liter, also circa sechs bis acht Tassen – bereits gedeckt wäre. Doch laut Erkenntnissen des Zahnmediziners Dr. Masao Onishi vom Lehrstuhl für Medizin und Zahnheilkunde an der Universität in Tokio würde auch eine Tasse grüner Tee schon ausreichen, um den Kariesbefall bei Schulkindern um die Hälfte zu reduzieren.

Bereits das Ausspülen des Mundes mit grünem Tee nach den Mahlzeiten ist eine ausgezeichnete Vorbeugung gegen Karies: Man braucht einfach nur einen Schluck Tee zwei Minuten lang im Mund hin und her zu bewegen und anschließend auszuspucken – die ideale Karies-Prophylaxe nach jeder Mahlzeit, die jedoch selbstverständlich nicht das regelmäßige Zähneputzen ersetzt, denn nicht jeder hat so ein gesundes, kräftiges Gebiß wie Mao Tse-tung.

*Das Kauen von grünen Teeblättern beseitigt Knoblauch-Mundgeruch.*

Grüntee ist aber nicht nur für die Zähne, sondern auch für unsere Knochen wichtig. Das in ihm enthaltene Mangan sorgt nämlich dafür, daß das Calcium, das wir

mit der Nahrung aufnehmen, unseren Knochen zugeführt wird, und ist somit eine wichtige Vorbeugung gegen Osteoporose: Eine medizinische Studie hat ergeben,
daß die Knochen von Menschen, die an Osteoporose leiden, fast 30 Prozent weniger Mangan enthalten als bei gesunden Menschen.

## Was grüner Tee noch alles bewirken kann

Die gesundheitsfördernden Wirkungen des Grüntees
werden erst in letzter Zeit intensiver erforscht, so daß
uns mit Sicherheit noch so manche positive Überraschung bevorsteht. Denn grüner Tee kann noch viel
mehr, als uns vor Krebs und Herz-Kreislauf-Erkrankungen schützen, unsere Verdauungsorgane auf Vordermann
bringen und Karies, Viren und Bakterien den Garaus machen: Möglicherweise hat er sogar eine blutzuckersen-
kende Wirkung.

Schon vor 60 Jahren fiel einem Arzt an der Universität
Kioto auf, daß Diabetes-Patienten, die eine Zeitlang regelmäßig an der Teezeremonie teilgenommen hatten, deutlich weniger Zucker im Urin hatten. 20 Jahre später verabreichte ein Wissenschaftler Mäusen, die an erblichem
Diabetes litten, getrocknetes Catechin und stellte fest,
daß dieses tatsächlich den Blutzucker senkt.

Zur Vorbeugung von Diabetes und auch als Getränk
für Diabetiker ist grüner Tee daher bestens geeignet,
denn im Gegensatz zu den meisten anderen wohl-
schmeckenden Getränken enthält er keinen Zucker und
wird auch nicht gesüßt – das feine Aroma des grünen
Tees bedarf keines Zuckers oder Honigs, sondern würde
durch Süßungsmittel nur verdorben.

Russische Wissenschaftler berichten sogar von positiven Wirkungen des grünen Tees bei Rheumatikern: Ihr Zustand verbesserte sich, die entzündlichen Vorgänge wurden gelindert, und sie fühlten sich ganz allgemein wohler als vorher.

*Wenn man Grünteepulver auf kleine Wunden streut, schließen sie sich schneller. Das ist auf die adstringierende und auch auf die viren- und bakterienbekämpfende Wirkung des grünen Tees zurückzuführen.*

## Das ideale Diät-Getränk

Auch für Menschen, die eine Gewichtsreduktionsdiät machen, ist grüner Tee das ideale Getränk, denn durch seine beruhigende Wirkung auf die Verdauungsorgane bringt er das knurrende, wütende Raubtier in unserem Magen zum Schweigen, das – zumindest an den ersten Tagen – gegen die ungewohnte Fastenkur protestiert. Seine anregende Wirkung hilft, die Ermüdungserscheinungen zu überwinden, die uns zu Beginn einer Fastenkur so häufig plagen. Zudem liefert er wichtige Vitamine und Mineralstoffe, die wir uns normalerweise mit der Nahrung zuführen und die uns jetzt fehlen, und trägt durch seine harntreibende Wirkung zur Entschlackung bei.

Diese diuretische Wirkung hat übrigens noch einen ganz anderen positiven Nebeneffekt: Die Nieren werden dadurch immer gut durchgespült, und es können sich keine Harnsteine bilden.

Auch sonst scheint grüner Tee eine positive Wirkung auf die Nieren zu haben; darauf deuten zumindest einige Tierversuche hin. Als man nierenkranken Ratten Grüntee-Gerbstoffe verabreichte, sank ihr Methylguanidin-Spiegel. (Methylguanidin ist eine Substanz, die sich bei fortschreitendem Nierenversagen im Blut anreichert.)

In einem anderen Experiment wurde die Wirkung von Grüntee-Gerbstoffen auf Ratten untersucht, denen man eine Niere operativ entfernt hatte. In der Kontroll-

*Nicht nur auf die Leber, sondern auch auf die Nieren hat Grüntee wahrscheinlich eine positive Wirkung.*

gruppe stieg nach dieser Operation der Kreatininspiegel im Blut an. Kreatinin ist ein harnpflichtiges Stoffwechselprodukt, das heißt, es wird normalerweise von der Niere aus dem Blut herausgefiltert und ausgeschieden. Der erhöhte Kreatininspiegel bei den Versuchsratten war also ein Zeichen dafür, daß die eine Niere, die sie noch besaßen, nicht mehr ausreichte, um alle harnpflichtigen Stoffe aus dem Blut herauszufiltern und auszuscheiden. Es fand sich bei diesen Tieren auch mehr Eiweiß im Urin – ebenfalls Symptom eines Nierenversagens.

Bei den Ratten, denen man nach der operativen Entfernung einer Niere Grüntee-Tannine zugeführt hatte, waren diese Werte durchweg niedriger – ein Zeichen, daß diese Gerbstoffe die Niere bei ihrer Tätigkeit unterstützen. Medizinische Studien über die Wirkung von grünem Tee auf nierenkranke Menschen liegen jedoch leider noch nicht vor.

Kann grüner Tee denn auch schädliche Wirkungen haben? wird sich manch einer jetzt vielleicht fragen, nachdem er von diesen vielen positiven Eigenschaften des Lieblingsgetränks der Japaner und Chinesen gelesen hat.

Tatsächlich sind so gut wie gar keine negativen Wirkungen bekannt. Wer nicht so viel Koffein verträgt, der kann den anregenden Effekt des Grüntees ja durch entsprechende Sortenwahl und Zubereitung mildern; den meisten Menschen ist die anregende Wirkung des Tees jedoch eher willkommen, da sie ihnen über so manches Müdigkeits-Tief während der Arbeit hinweghilft.

Ansonsten ist an möglichen negativen Wirkungen höchstens zu erwähnen, daß die im Tee enthaltenen Gerbstoffe, die ja beruhigend auf die Verdauungsorgane wirken, beim einen oder anderen unter Umständen zu leichter Verstopfung führen können. Das ist aber meist nur bei extrem hohem Teekonsum der Fall und läßt sich durch eine ballaststoffreiche Ernährung problemlos ausgleichen.

Sorgen bereitet manchen Teetrinkern auch die Frage, ob die Pestizidbelastung der Teeblätter nicht zu hoch ist. Tatsächlich werden im Tee immer wieder einmal Rückstände von Schädlingsbekämpfungsmitteln festgestellt. Die meisten Pestizide sind jedoch zum Glück schwer wasserlöslich und gelangen daher größtenteils nicht in den Aufguß, sondern bleiben in den Teeblättern im Sieb zurück. Zumindest ist die Schadstoffbelastung beim Tee also wesentlich geringer als bei anderen pflanzlichen Nahrungsmitteln, die wir zu uns nehmen.

Aus Tunesien wird berichtet, daß die dort übliche Sitte, schwarzen und grünen Tee als „Dekokt" zu genießen, die Aufnahme von Eisen aus der Nahrung beeinträchtigt und dadurch zu schwerem Eisenmangel führen kann. In den nordafrikanischen Ländern werden die Teeblätter extrem lange ausgekocht, und der dadurch entstandene, sehr starke Tee wird dann – ähnlich wie türkischer Kaffee – mit viel Zucker getrunken. In so starker Konzentration hemmt Tee tatsächlich die Eisenaufnahme; allerdings ist dieser Effekt beim Schwarztee viel ausgeprägter als beim Grüntee und bezieht sich auch nur auf die Eisenresorption aus bestimmten pflanzlichen Nahrungsmitteln, nicht aber aus fleischlicher Nahrung. Wer grünen Tee auf normale Weise zubereitet, hat keine solchen negativen Folgen zu befürchten.

Auch über ein gehäuftes Auftreten von Speiseröhrenkrebs im Zusammenhang mit Teegenuß wurde in der Vergangenheit manchmal berichtet. Inzwischen sind Wissenschaftler jedoch zu der Ansicht gelangt, daß Speiseröhrenkrebs nur durch das zu heiße Trinken von Tee (wie natürlich auch durch alle anderen heißen Getränke) entstehen kann. Bei grünem Tee ist das Risiko ohnehin geringer, da dieser im Gegensatz zu Schwarztee nicht mit kochend heißem Wasser aufgegossen wird und dann ja durch das Ziehenlassen auch noch weiter abkühlt.

## Verwöhnen Sie Ihre Haut mit grünem Tee!

Aus der Schönheitschirurgie ist bekannt, daß Grüntee ein erprobtes Mittel ist, um Hautschäden zu heilen. Was man heute mit Laserstrahlen macht, erledigte bis vor kurzem noch der grüne Tee zur vollen Zufriedenheit; und auch heute werden Grüntee-Präparate in der Medizin nach wie vor eingesetzt. So half ein aus grünem Tee gewonnenes Konzentrat zum Beispiel, die nach der operativen Entfernung von Tätowierungen zurückgebliebenen häßlichen Narben zu beseitigen und der Haut wieder ihr natürliches Aussehen zurückzugeben.

Daß grüner Tee die Haut vor Schädigungen durch ultraviolette Strahlen schützt, wurde bereits erwähnt. Aufgrund dieser positiven Wirkungen eignet Grüntee sich hervorragend als Kosmetikum. Die Gerbstoffe haben einen straffenden, verjüngenden Effekt; außerdem macht der Tee durch seine antioxydative Wirkung die gefährlichen freien Radikale unschädlich, die entscheidend zur Hautalterung beitragen, und auch die im Tee enthaltenen Vitamine tun der Haut gut.

Im Handel sind bereits verschiedene Cremes, Körperlotions und andere Präparate erhältlich, die Grüntee-Extrakte enthalten; man kann seine Haut jedoch auch selbst mit grünem Tee pflegen, indem man einfach einen etwas stärkeren Grüntee-Aufguß bereitet und sein Gesicht morgens damit einreibt, ehe man wie gewohnt die Tagescreme aufträgt.

Sehr hilfreich ist auch ein kühler Umschlag mit grünem Tee nach einem zu intensiven Sonnenbad. Der Tee schützt die Haut nämlich nicht nur vor den schädlichen Folgen übermäßiger Sonneneinstrahlung, sondern die entzündungshemmenden Gerbstoffe haben außerdem einen schmerzlindernden Effekt. Die Röte und die unangenehme Hitzeempfindung auf der Haut lassen nach. Man stellt den Tee für 10 bis 20 Minuten in den Kühlschrank, tränkt dann ein Leinentuch damit und legt es auf die vom Sonnenbrand gerötete Stelle. Wer möchte, kann den Teeaufguß auch mit etwas Quark oder Joghurt vermischen und diese Mischung auf das Leinentuch streichen und auflegen.

*Es gibt zwei Pflegelinien auf Grüntee-Basis (Cremes, Ampullen, Haut-Lotion und Shampoo): Claire Fisher und Lü Cha (erhältlich in Drogerien und Apotheken).*

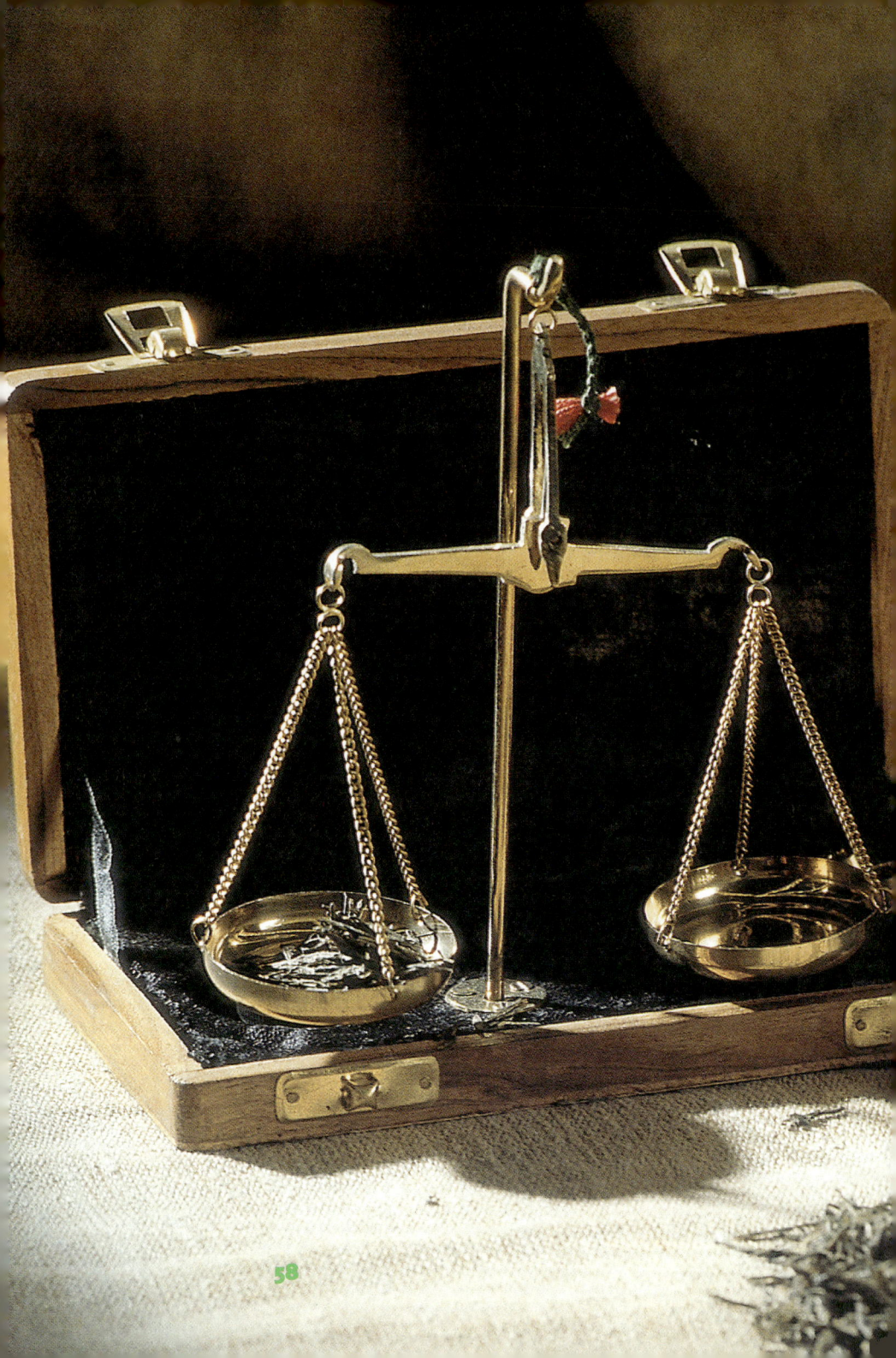

# Sorten und Zubereitung

*Bei einem so erlesenen Getränk wie dem grünen Tee ist natürlich auch die Zubereitung und die Wahl der richtigen Sorte von entscheidender Wichtigkeit. Dem Grüntee-Liebhaber wird sich eine Vielfalt verschiedener Geschmacksnuancen offenbaren, denn es gibt mittlerweile über 130 Sorten, und jede hat ihren eigenen Reiz. Andererseits kann man aber auch kaum ein Getränk durch falsche Zubereitung so leicht verderben wie den empfindlichen Grüntee. Die richtige Teekanne, die geeignete Wasserqualität und Wassertemperatur, die exakte Dosierung: All das und noch viel mehr muß beachtet werden. Dieses Kapitel verrät, was man über Teesorten und Zubereitung wissen sollte.*

Sich in der Vielfalt verschiedener Teesorten zurechtzufinden, gute von minderwertiger Qualität zu unterscheiden und die richtige Wahl zu treffen, die dem persönlichen Geschmack entspricht, ist für den Grüntee-Anfänger nicht so einfach. Von blumig-lieblich bis herbbitter reichen die Geschmacksnuancen; ebenso unterschiedlich ist der Gehalt an Koffein. Auch in ihrem Grad der Fermentierung unterscheiden sich die grünen Tees; manche sind gar nicht, andere leicht fermentiert.

Und um die Sache noch verwirrender zu machen, gibt es zusätzlich zu den grünen auch noch die halbfermentierten Tees, die Oolongs (Wulong-Tees), die hauptsächlich in Taiwan und Fujian (Südchina) hergestellt werden. Sie nehmen im Geschmack eine Zwischenstellung zwischen grünem und schwarzem Tee ein. Der Aufguß zeigt – je nach Grad der Fermentation – eine Farbskala, die von Hellgrün über Orangerot bis hin zu Bräunlich reicht. Auch halbfermentierter Tee enthält noch sehr viele wertvolle Wirkstoffe und hat ein ganz besonders edles Aroma; Kenner bezeichnen den Oolong als den „Champagner unter den Tees".

Außerdem gibt es aromatisierte Tees; das sind halbfermentierte Tees mit bestimmten Aromazusätzen, beispielsweise aus Blüten. Teeblätter haben nämlich unzählige kleine Poren und nehmen daher Düfte von Blütenbeigaben gut an. Grundsätzlich lassen sich alle duftenden, frischen Blüten mit fertigem Tee mischen; am bekanntesten und beliebtesten sind jedoch Jasmin- und Guihua-Tee (Zimtblüten).

Aufbewahren sollte man den Tee stets so, daß weder Licht noch Feuchtigkeit herankommen kann, also beispielsweise in einer Blechdose, am besten mit doppeltem Deckel. Aber Vorsicht: Tee nimmt nämlich nicht nur

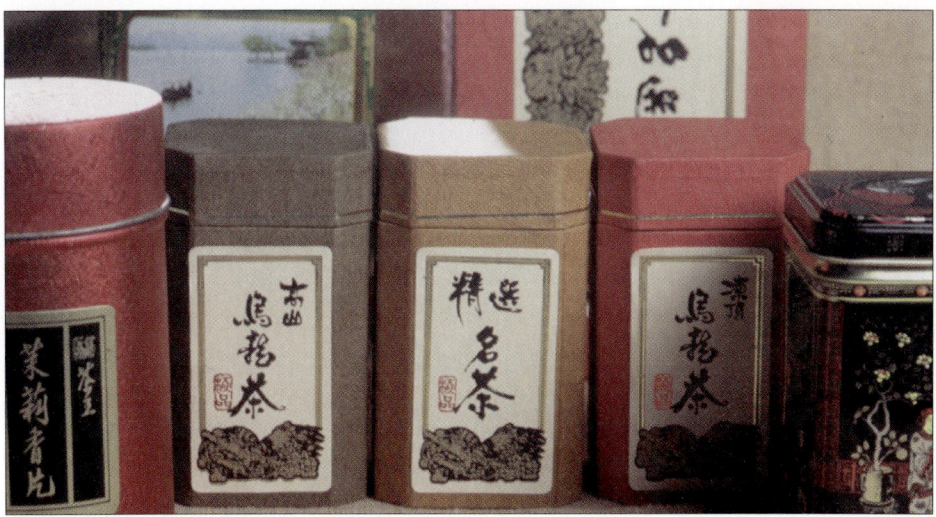

Blütendüfte, sondern auch jedes unerwünschte fremde Aroma sehr leicht an. Wenn man in der Dose vorher einen anderen Tee oder sonst irgend etwas aufbewahrt hat, was einen intensiven Geruch hatte, sollte man die Dose unbedingt auswaschen, ehe man den Tee hineingibt. Wer mehrere Teesorten zu Hause hat, sollte für eine Sorte stets dieselbe Dose verwenden (am besten beschriften). Man stellt die Teedose an einen trockenen, schattigen, geruchsneutralen Ort.

*Schachteln und Dosen, in denen der Grüntee aus China geliefert wird, haben oft ihren eigenen ästhetischen Reiz: Schon die Verpackung zeigt den edlen Inhalt an.*

   Wenn man große Mengen Tee gekauft hat, sollte man den Tee für den täglichen Gebrauch nicht aus der großen Dose entnehmen; durch das ständige Öffnen der Dose verliert der Tee nämlich im Laufe der Zeit sein Aroma. Besser ist es, für den täglichen Gebrauch etwas Tee in eine kleine Dose umzufüllen und diese dann immer wieder aufzufüllen.

   Grundsätzlich empfiehlt es sich ohnehin, nicht zu große Mengen auf einmal zu kaufen. Denn Tee verliert

**61**

seine geschmackliche Qualität und auch einen Teil seiner wertvollen Inhaltsstoffe, wenn er zu lange aufbewahrt wird. Das gilt gerade für die nicht oder nur leicht fermentierten Teesorten. Stärker fermentierten Tee kann man etwas länger lagern.

# Die wichtigsten Sorten im Überblick

Um Ihnen die Qual der Wahl ein wenig zu erleichtern, haben wir auf den folgenden Seiten die wichtigsten Grüntee- und Oolong-Sorten zusammengestellt. Die meisten grünen Tees werden in China und Japan hergestellt; es gibt jedoch auch einige wenige indische Grüntee-Sorten. Der Übersichtlichkeit halber haben wir die Tees nach ihren Ursprungsländern eingeteilt und die Sorten jeweils in alphabetischer Reihenfolge angeordnet.

### Grüntees aus China

**Bambusgrün** (Huang-Hua-Wolkenspitze): Dieser Grüntee wird bei einer Wassertemperatur von 90 bis 95 Grad aufgegossen.

**Chun Mee:** Dieser Tee hat einen angenehm frischen, herben Geschmack und eine gelblichgrüne Farbe. Er erinnert im Aroma an Gunpowder (siehe unten), ist aber im Gegensatz zu diesem ein Blättertee.

**Dong Yang Dong Bai:** Dieser edle Tee zeichnet sich durch blumiges Aroma und einen hellen Aufguß aus.

**Green Monkey:** Der aus dem Norden der südchinesischen Provinz Fujian stammende Tee hat ein weiches, lang anhaltendes Aroma und einen Aufguß von klarer, hellgrüner Farbe.

**Green Pekoe:** Auch dieser Tee stammt aus der Provinz Fujian und zeichnet sich durch ein frisches Aroma aus, das ein wenig an geröstete Kastanien erinnert. Der Aufguß ist von einem klaren Hellgrün.

**Grüne Päonie:** siehe **Ju Hua Cha.**

**Gunpowder:** Der Name kommt daher, daß die Blätter dieses Tees beim Trocknungsvorgang zu kleinen Kugeln gerollt werden, die sich beim Aufguß wie eine Blüte entfalten. Als im vergangenen Jahrhundert die Truppen der Kolonialmächte in China stationiert wurden, fühlten sie sich durch die Kugelform an ihren Beruf erinnert und nannten den Tee „Gunpowder" (Schrotkugeln), obwohl der chinesische Name, ins Deutsche übersetzt, viel friedlicher lautet – nämlich „Perlentee". Seltsamerweise ist der Name „Gunpowder" außerhalb Chinas bis heute überall geläufig. Der Tee hat einen gelblichgrünen Aufguß und einen ausgeprägt frisch-herben Geschmack; wem der erste Aufguß zu bitter ist, der sollte ihn wegschütten und erst den zweiten Aufguß trinken.

**Gu Zhang Mao Jian:** Dieser leicht anfermentierte Tee wird nur an zehn Tagen im Frühjahr hergestellt, und es werden auch nur die ganz zarten Blätter dafür genommen. Er hat einen goldgelben Aufguß und einen milden, etwas süßlichen, kastanienähnlichen Geschmack und eignet sich daher gut für Grüntee-Einsteiger.

**Huang-Hua-Wolkenspitze:** siehe **Bambusgrün.**

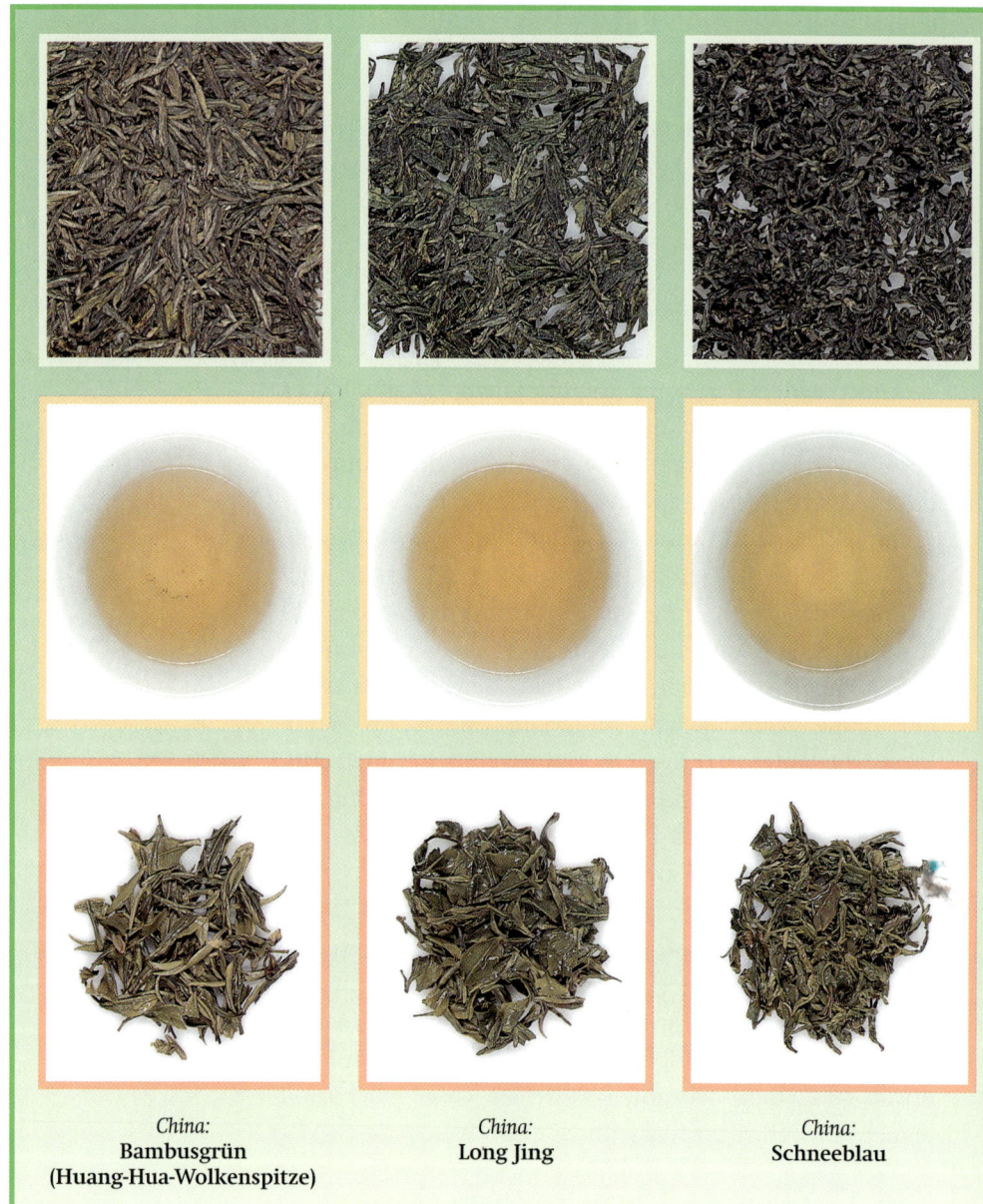

China:
**Bambusgrün**
**(Huang-Hua-Wolkenspitze)**

China:
**Long Jing**

China:
**Schneeblau**

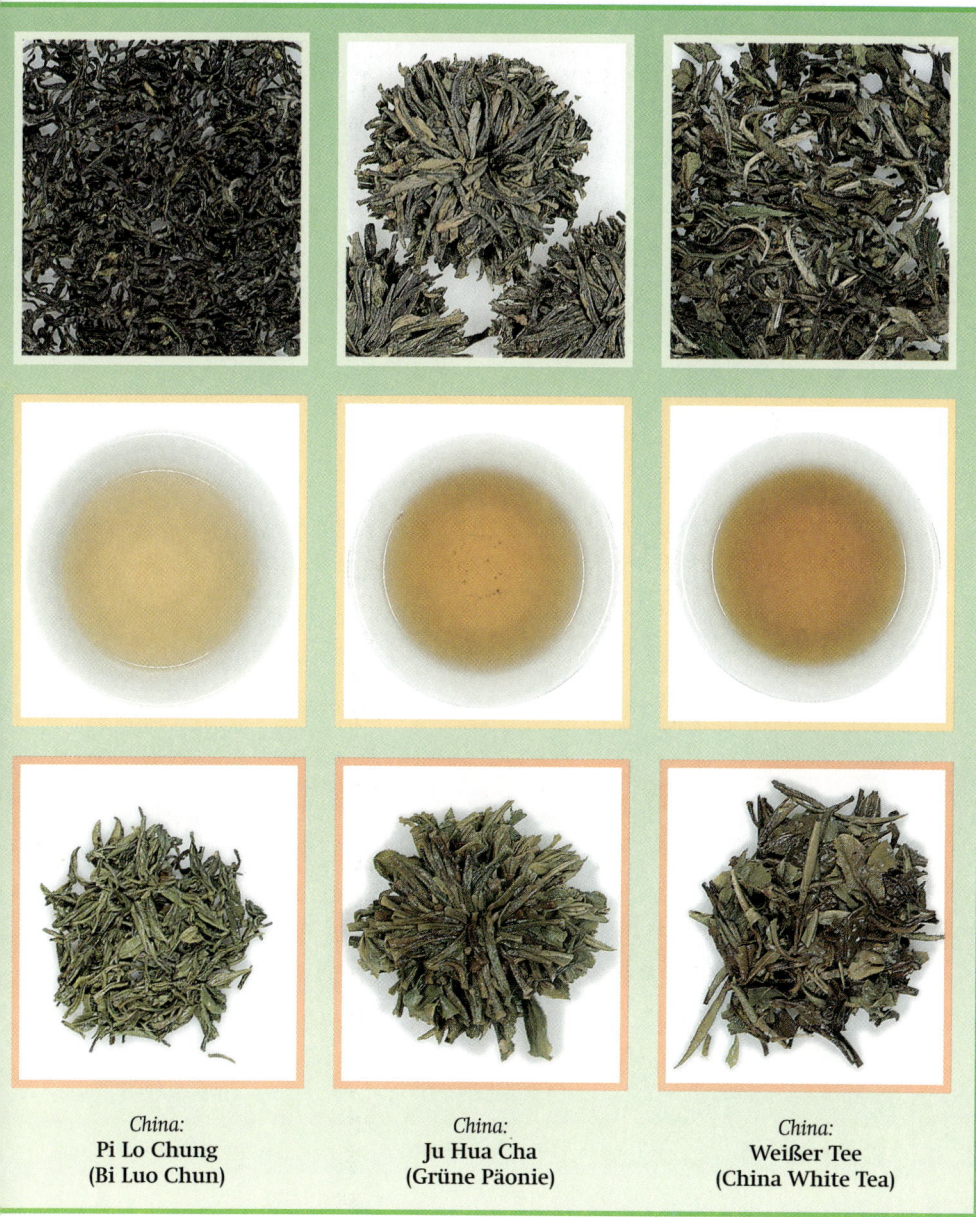

China:
**Pi Lo Chung**
**(Bi Luo Chun)**

China:
**Ju Hua Cha**
**(Grüne Päonie)**

China:
**Weißer Tee**
**(China White Tea)**

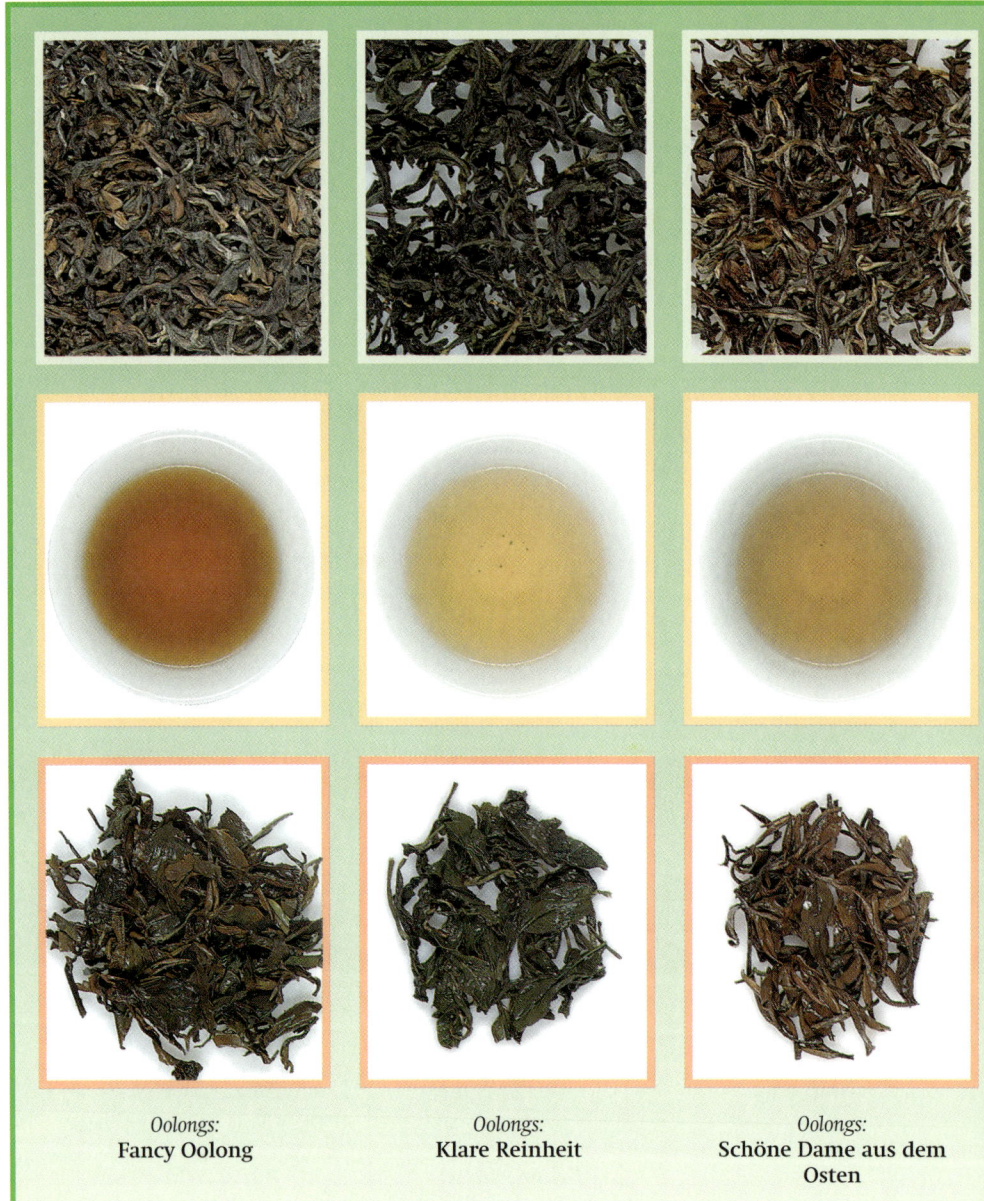

*Oolongs:*
**Fancy Oolong**

*Oolongs:*
**Klare Reinheit**

*Oolongs:*
**Schöne Dame aus dem Osten**

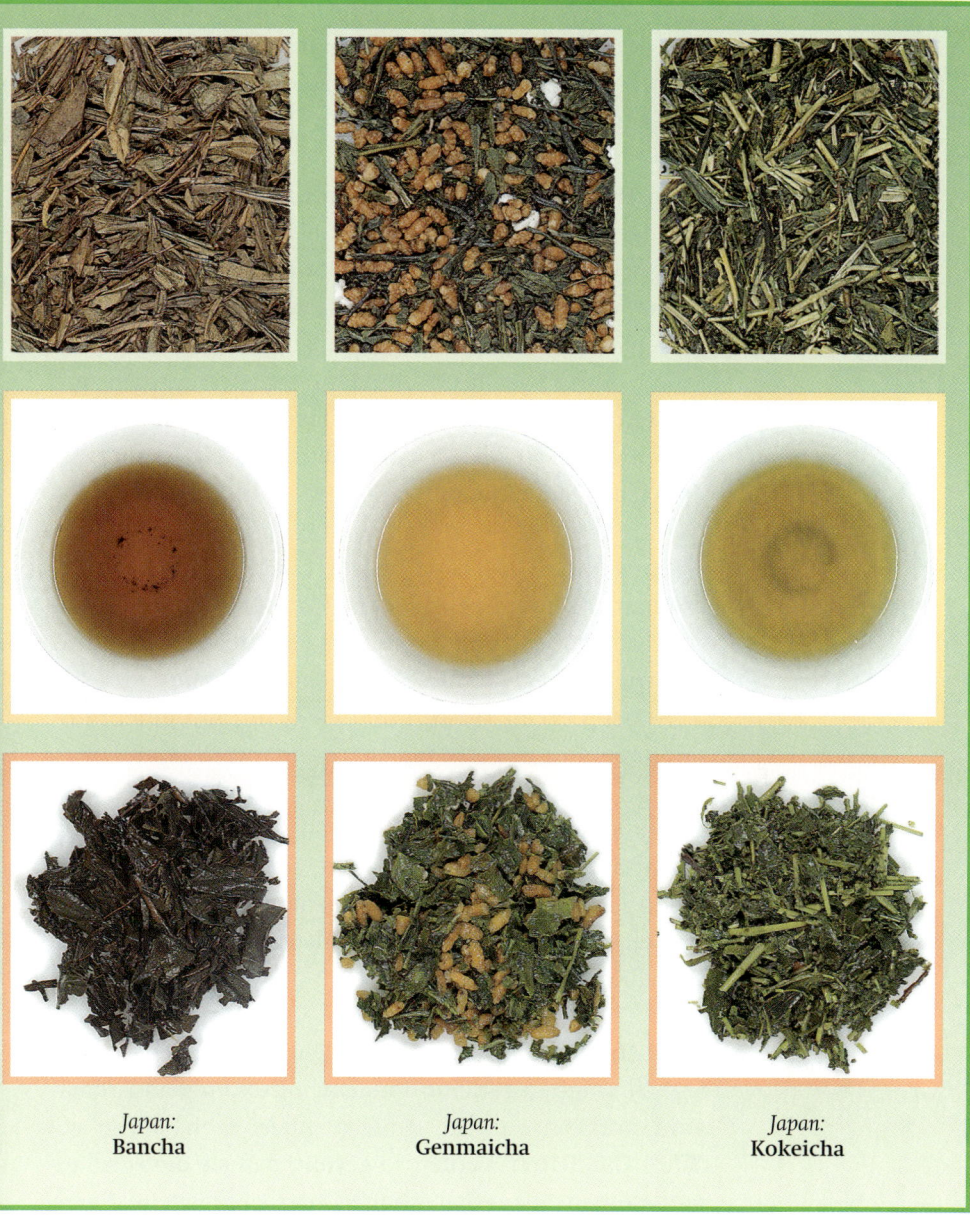

*Japan:*
**Bancha**

*Japan:*
**Genmaicha**

*Japan:*
**Kokeicha**

**Hyson (auch Young Hyson genannt):** Dieser Tee mit dem kräftig-würzigen Aroma stammt von wilden Teesträuchern, die im Westen der südchinesischen Provinz Zhejiang wachsen.

**Ju Hua Cha (auch Grüne Päonie genannt):** Bei diesem Tee werden jeweils etwa 70 bis 120 Triebe zu einer Tee-Chrysantheme zusammengebunden; es sieht sehr schön aus, wenn sich diese Chrysantheme beim Aufgießen im Wasser entfaltet. Er hat ein angenehm weiches Aroma, kann vier- bis fünfmal aufgegossen werden und ist sehr magenfreundlich. Man nimmt 140 ml Wasser (Temperatur: 90 bis 95 Grad) und legt ein „Päonien"-Kränzchen (entspricht etwa 4 g) ein.

**Long Jing:** Der Name bedeutet soviel wie „Drachenbrunnen". Dieser Tee mit dem klaren, gelbgrünen Aufguß hat ein liebliches Aroma. Er enthält viel Vitamin C und wirkt anregend und erfrischend. Man nimmt 3 g Tee pro Tasse (150 ml Wasser) und gießt ihn mit einer Wassertemperatur von 85 Grad auf (Ziehdauer: 5 Minuten).

**Lu Shan Wu:** Der in der südchinesischen Provinz Kwangsi angebaute Tee zeichnet sich durch einen frischen, kräftigen Geschmack, smaragdgrünen Aufguß und eine besondere Bekömmlichkeit aus. Er enthält nur wenig Koffein.

**Pi Lo Chung (Bi Luo Chun):** Ziemlich seltener Tee aus Südchina mit angenehm mildem, zartblumigem Aroma; wird nur von einigen wenigen guten Teehändlern geführt. Die Blätter werden so gerollt, daß sie die Form einer kleinen Schnecke erhalten (der chinesische Name bedeutet soviel wie „Grüne Frühlingsschnecke"). Pi Lo Chung hat einen hellen Aufguß und wirkt sehr belebend; man sollte ihn nur mit etwa 70 Grad heißem Wasser aufgießen und etwa drei Minuten ziehen lassen. Man kann den Aufguß zwei- bis dreimal wiederholen; der Tee wird dann sogar noch feiner und erscheint etwas süßer. Eine Köstlichkeit für ganz besondere Gelegenheiten!

**Schneeblau:** Dieser Tee mit den naturkrausen Blattsprossen und dem tiefgrünen Aufguß duftet nach Blüten und gerösteten Kastanien und hat ein liebliches Aroma. Er ist reich an Vitamin C, anregend und erfrischend. Man nimmt 3 g Tee pro Tasse (150 ml Wasser) und gießt mit 85 Grad heißem Wasser auf.

**Silver Dragon („Silberner Drache"):** Dieser Tee mit dem süßlichen Aroma wurde so genannt, weil seine Blätter die Form eines Drachens haben und von silbrigem Flaum überzogen sind.

**Tai Mu Long Zhu:** Wie der Gunpowder ein Kugelblatt-Tee, aber im Gegensatz zu diesem nicht herb, sondern von frischem, weichem Aroma.

**Weißer Tee:** Dieser hauptsächlich im Süden Chinas hergestellte, nur ganz schwach anfermentierte Tee wurde früher ausschließlich am Kaiserhof getrunken. Er wird nur in geringen Mengen hergestellt und ist daher sehr selten. Für die besten Qualitäten dieser Teesorte (*Silver Tip Pekoe* oder *Flowery Pekoe*) werden nur die zarten, mit silbrigweißem Flaum bedeckten Blattknospen verwendet – daher der Name „Weißer Tee". Der Aufguß ist schwach gelblich und das Aroma sehr fein und mild, zart-süßlich, daher nicht unbedingt etwas für Anfänger, sondern eher für Teefreunde geeignet, die schon ein wenig „Grüntee-Erfahrung" haben. Für die etwas gängigere und preisgünstigere, aber immer noch sehr kostbare Sorte *Pai Mu Tan* werden nur die ersten beiden Blätter genommen. Auch er hat ein süßes, zart-blumiges Aroma und liegt geschmacklich zwischen Grüntee und Oolong. Man nimmt einen gehäuften Teelöffel pro Tasse und läßt den Tee drei bis vier Minuten ziehen.

### Oolong-Tees

*Der Oolong gilt unter Kennern als der „Champagner unter den Tees".*

**Fancy Oolong:** Dieser Tee mit den naturkrausen Blättern und dem bernsteinfarbenen Aufguß duftet wunderbar nach Blüten. Das Aroma ist weich und gaumenfreundlich. Dieser Tee wirkt nicht so anregend. Man nimmt 4 g Tee pro Tasse (150 ml Wasser) und gießt mit 85 Grad heißem Wasser auf.

**Klare Reinheit:** Ein sehr edler Tee, der aus der kostbarsten Teepflanze hergestellt wird. Das frische Blattgut ist zehn- bis zwölfmal teurer als gewöhnlicher Grüntee. „Klare Reinheit" hat seinen ganz eigenen, natürlichen Duft und ein besonderes Aroma. Nachdem man nur eine halbe Tasse getrunken hat, spürt man um die Zunge und den Gaumen einen Belag, der lange Zeit haftenbleibt, und die Speicheldrüsen werden stark angeregt. Noch lange nach dem Trinken fühlt man auf der Zunge einen fremden, sehr lieblichen Reiz, der „rückwirkende Süße" genannt wird. Man nimmt 4 g Tee auf eine Tasse (150 ml) Wasser, gießt mit einer Temperatur von 85 Grad auf und läßt den Tee je nach Geschmack drei bis vier Minuten lang ziehen.

*Die „rückwirkende Süße" ist ein sicheres Zeichen für die gute Qualität eines Tees.*

**Schöne Dame aus dem Osten:** Ein sehr stark fermentierter Oolong-Tee. Im Gegensatz zu den meisten anderen Oolongs kein Blättertee, sondern ein Blattsprossentee.

### Grüntees aus Japan

**Bancha:** Dieser als besonders magenfreundlich bekannte Tee, der am Fuß des Mount Fuji im japanischen Teeanbaugebiet Shizuoka wächst, zeichnet sich durch ein frisches, herbes Aroma und einen gelblichgrünen Aufguß aus. Er hat einen sehr geringen Koffeingehalt und ist in Japan der gängigste Tee für den Alltagsgebrauch (qualitativ niedrigste Sorte).

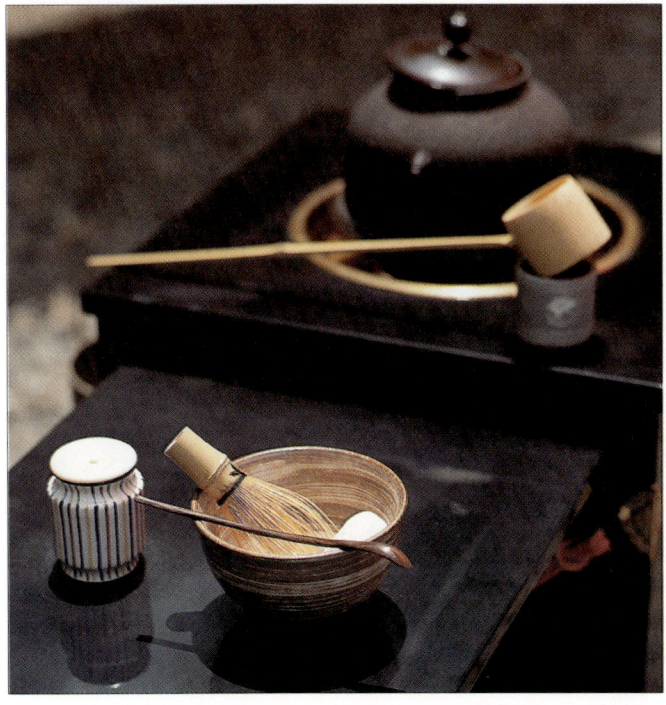

*Das Matcha-Set für die japanische Teezeremonie besteht aus der Matcha-Schale, in der der Tee aufgeschäumt wird, einem Löffel, dem Teebesen aus Bambus und einem Besenhalter aus Porzellan.*

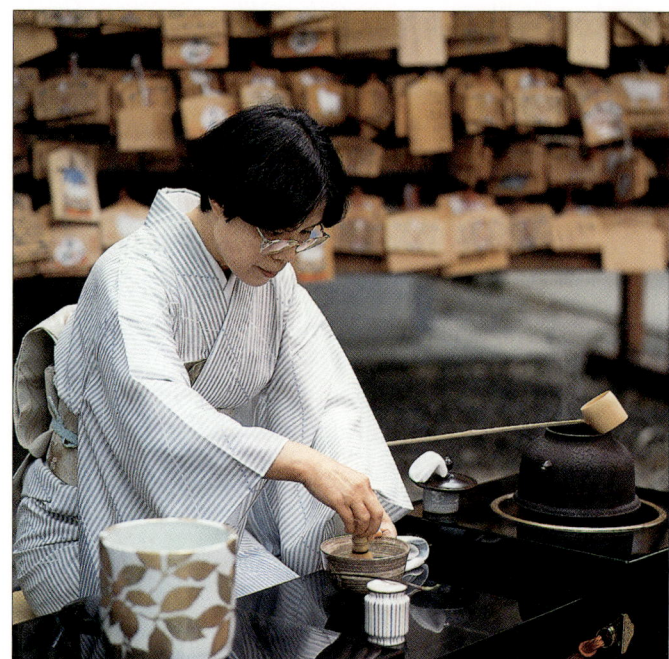

*Die japanische Tee-zeremonie beruht wie die chinesische auf jahrhundertealter Tradition. Der grüne Pulvertee Matcha wird mit heißem Wasser übergossen und mit dem Bambusbesen aufgeschäumt.*

**Genmaicha:** Dieser Bancha-Tee ist mit gerösteten Reis-körnern versetzt, die ihm sein ganz spezielles, angenehm würziges, aber dennoch mildes Aroma verleihen – eine aparte Geschmackskombination aus süß und salzig. Er ist der ideale Tee für die Nachmittagsstunden – und die Reiskörner eignen sich hinterher auch gut zum Knabbern. Ziehzeit: ein bis zwei Minuten. (Vorsicht – wenn man die-sen Tee zu lange ziehen läßt, wird er bitter!)

**Gyokuro:** Dieser kostbare, nicht ganz billige Tee (der Name bedeutet soviel wie „kostbarer Tau" oder „edle Tau-tropfen") wird in Japan serviert, wenn man Gästen eine besondere Ehre erweisen will. Es handelt sich um einen sogenannten Schattentee, der einige Wochen vor der

Ernte, wenn die ersten Knospen sprießen, mit licht-
undurchlässigen Bambusmatten oder dunklen Netzen abgedeckt wird. Auf diese Weise können sich die Inhaltsstoffe besonders gut entwickeln; denn Tee ist von Natur
aus eine Halbschattenpflanze. Gyokuro hat einen tiefgrünen Aufguß und ein kräftiges Aroma mit süßem Nachgeschmack; vor dem Aufgießen sollte man das Wasser auf
50 bis 60 Grad abkühlen lassen (Ziehdauer: zwei bis zwei-
einhalb Minuten). Dieser Tee ist sehr koffeinhaltig und
hat daher eine starke anregende Wirkung, eignet sich also eher für die Morgen- und Nachmittagsstunden als für
den Abend.

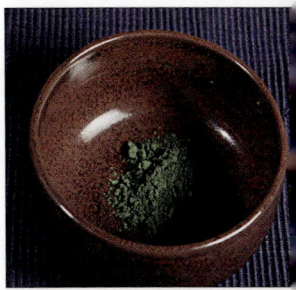

**Houjicha:** Ein gerösteter Bancha-Tee mit geringem
Koffeingehalt, goldenem bis hellbraunem Aufguß und
herbem, erdig-nußähnlichem Aroma. Der Houjicha wird
gern zu den Mahlzeiten getrunken.

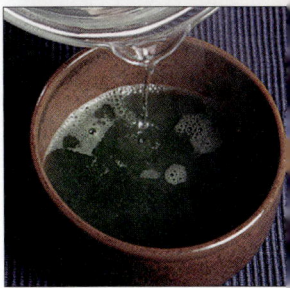

**Kokeicha:** Dieser Tee wird zu Pulver zerstoßen und
durch Zugabe von Reisstärke in tannennadelähnliche
Stengel gepreßt. Er hat einen hellgelben Aufguß und ein
angenehm frisches, herbes Aroma. Man gießt ihn mit
70 bis 90 Grad heißem Wasser auf und läßt ihn nur eine
Minute ziehen.

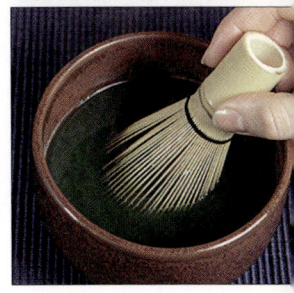

**Matcha:** Dieser edle Tee wird bei der japanischen Teezeremonie verwendet. Wie der Gyokuro ist der Matcha
ein Schattentee: Die Teesträucher werden im Schatten
von Laubbäumen kultiviert. Dadurch können sich die Geschmacksstoffe besonders gut entwickeln. Nach dem
Trocknen werden die Teeblätter mit einer speziellen
Steinmühle zu einem feinen Pulver zermahlen; von diesem Pulver gibt man ungefähr 3 bis 5 g in eine Matcha-

*Das Matcha-Pulver
wird in eine Tonschale
gegeben und dann mit
60 Grad heißem Wasser
übergossen. Mit dem
Bambusbesen schäumt
man den Tee auf.*

**73**

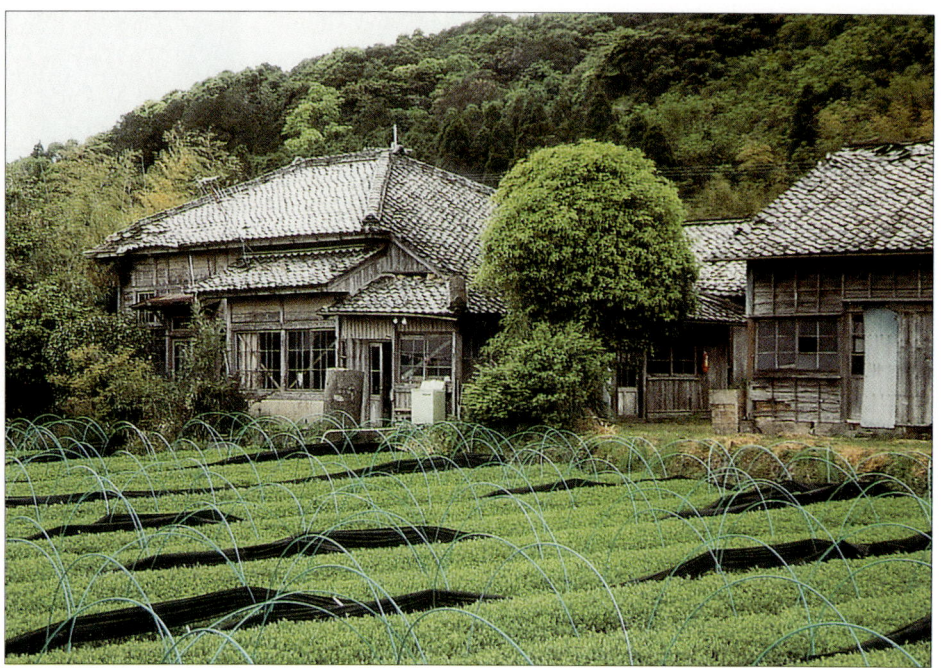

*Weite grüne Tee-plantagen umgeben den Keiko-Teegarten in Japan.*

Schale und übergießt es mit 60 Grad heißem Wasser. Dann wird der Tee mit einem eigens für diese Zeremonie hergestellten pinselähnlichen Bambusbesen ein paar Sekunden lang geschlagen, bis das Pulver sich auflöst und an der Oberfläche ein grünlicher Schaum entsteht, der diesem Tee sein ganz besonderes Aroma verleiht. (Wer keinen Bambuspinsel hat, kann den Tee auch in einem Glas mit gut schließendem Schraubdeckel so lange schütteln, bis der gewünschte Schaum entsteht.) Im Gegensatz zum gebrühten Tee werden bei diesem Pulvertee alle in den Blättern enthaltenen Wirkstoffe aufgenommen, auch das ganze Koffein; daher hat der Matcha einen sehr konzentrierten Geschmack und wirkt stark anregend. Er enthält auch besonders viel Karotin. Selbstver-

74

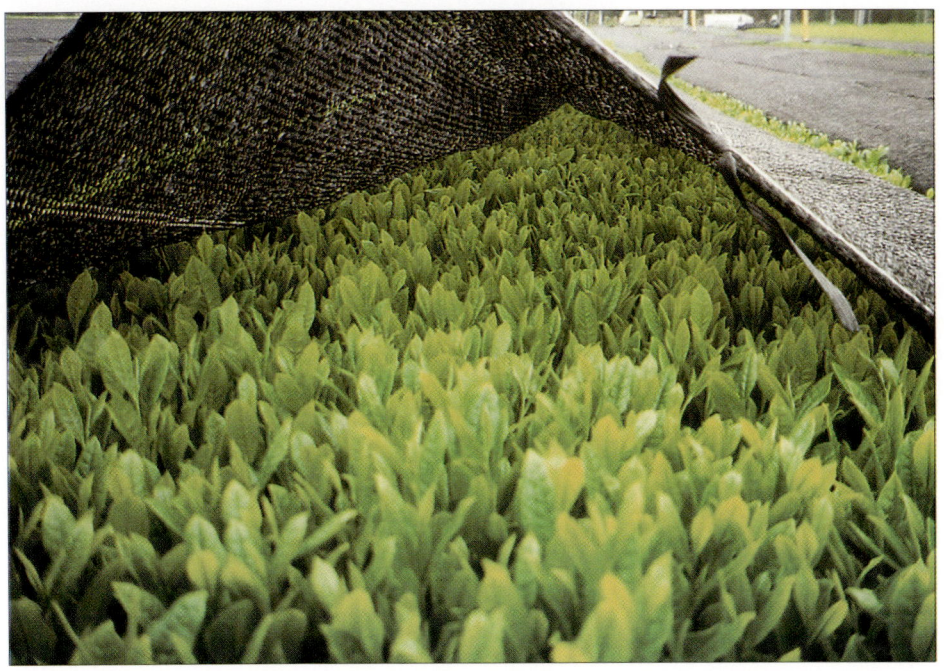

ständlich ist dieser edle Tee nicht ganz billig; er ist nicht nur eine Gaumenfreude, sondern gleichzeitig auch ein ästhetischer Genuß, den man sich nur zu besonderen Anlässen gönnt.

*Teeplantagen in Japan: Die Plantage wird ungefähr drei Wochen vor der Ernte mit Schattennetzen abgedeckt. Im Schatten können sich die Geschmacksstoffe der Teepflanzen besonders gut entwickeln.*

**Sencha:** Dieser Tee mit leicht bitterem Aroma und blaßgrünem Aufguß, der ähnlich wie Bancha schmeckt, gehört zu den meistgetrunkenen Sorten in Japan. Es gibt ihn in verschiedenen Qualitätsabstufungen: superior, medium und low. Die Qualität erkennt man übrigens schon an der Farbe: Je dunkler grün die Blätter, desto besser der Tee. Man nimmt am besten nur einen schwach gehäuften Teelöffel pro Tasse und läßt ihn drei Minuten lang ziehen. (Es gibt auch chinesischen Sencha, der in

Taiwan hergestellt wird; dieser unterscheidet sich jedoch im Geschmack von dem japanischen: Sein Aroma erinnert an frisches Heu.)

### Grüner Tee aus Indien

**Grüner Assam:** Dieser Tee, der in der Hochebene Nordindiens angebaut wird, zeichnet sich durch ein frisches, leicht herbes Aroma und einen honiggelben Aufguß aus. Er ist nicht empfindlich, eignet sich also auch gut für hartes Wasser.

**Grüner Darjeeling:** An den Südhängen des Himalaja gedeiht dieser Tee mit hellgelbem Aufguß und frischem, fruchtigem Geschmack.

### Aromatisierte Tees

Die bekanntesten und wohlschmeckendsten aromatisierten Tees sind der Jasmin- und der Zimtblütentee; es gibt aber auch exotischere Geschmacksrichtungen wie beispielsweise Lemon Tea (mit Zitronengras aromatisiert), Rosen- oder Litschi-Tee. Für die Herstellung aromatisierter Tees verwendet man halbfermentierte Teesorten von durchschnittlicher Qualität; denn das feine Aroma eines besonders edlen Tees würde durch den intensiven Duft der Blüten ohnehin übertönt.

Andererseits ist jedoch die Herstellung solcher Tees ziemlich aufwendig: Frische Blüten werden auf ein Bambustablett geschüttet und mit einer Schicht Teeblätter bedeckt. Der Duft der Blüten steigt nach oben und wird von dem Tee aufgenommen. So wird immer weiter übereinandergeschichtet: eine Schicht Blüten, eine

Schicht Teeblätter, dann wieder Blüten; die letzte Schicht muß Tee sein, damit möglichst wenig Duft von den Blüten verlorengeht.

Wer aber nun meint, der beste Jasmintee sei derjenige, der möglichst viele Blüten enthält, hat sich getäuscht: Bei edlen Sorten läßt man die Jasminblüten nämlich nur so lange im Tee, bis sie ihren Duft verströmt haben; dann werden Tee und Blüten durch ein Sieb voneinander getrennt. Dieser Prozeß wird mehrmals wiederholt – bei den ganz edlen Sorten bis zu siebenmal –, bis nur noch ganz wenige Jasminblüten in dem Tee enthalten sind, gewissermaßen als Symbol, um zu zeigen, daß es sich auch wirklich um aromatisierten Tee handelt. Viele Blüten sind also ein untrügliches Zeichen für mindere Qualität.

*Die herrlichen Jasminblüten verleihen dem gleichnamigen Tee ein unverwechselbares Aroma.*

Eine kleine Geschichte aus der Song-Zeit berichtet, wie Jasmintee erfunden wurde.

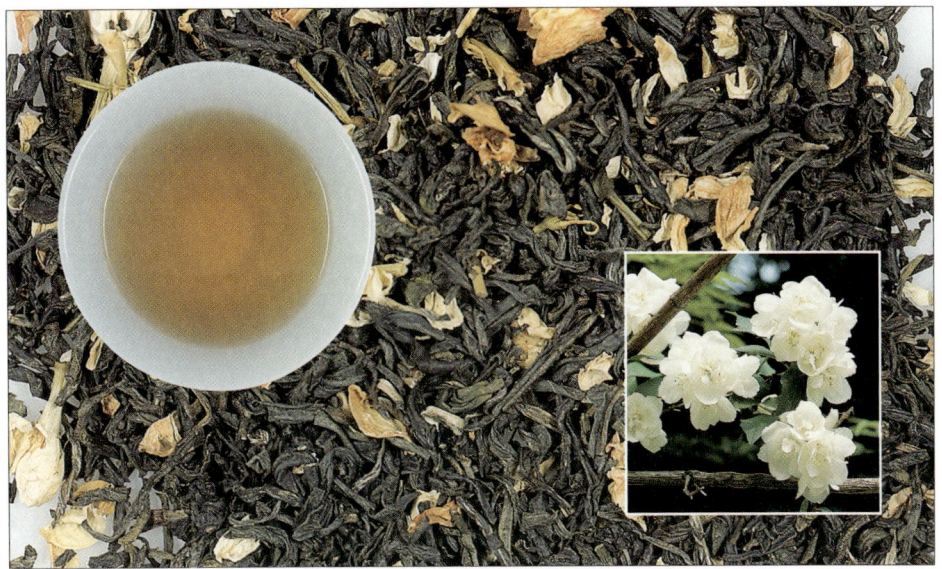

*Wegen seiner anregenden und doch entspannenden, den Geist klärenden Wirkung tranken alle chinesischen Dichter leidenschaftlich gern Tee.*

*Ein Literat traf sich mit Freunden in einem Garten. Jeder hatte seinen Tee mitgebracht, um ihn an der kleinen Quelle, aus der das Wasser zur Teebereitung besonders gut war, aufzugießen und anschließend den Freunden zu servieren. Alle sollten ihr Können bei der Teezubereitung beweisen.*

*Unser Literat hängte den Teebeutel, den er mitgebracht hatte, in einen blühenden Jasminbusch. Als dann die Reihe an ihm war, den Tee zuzubereiten, staunten alle über den starken Jasminduft, der dem Tee entströmte. Und als der Dichter den Tee aufgoß, stellte man fest, daß er den Duft der Jasminblüten ganz und gar in sein Aroma aufgenommen hatte. So soll es Brauch geworden sein, Tee mit Jasmin zu aromatisieren.*

## Woran man gute Qualität erkennt

*Die Qualität eines Tees ist von Jahr zu Jahr unterschiedlich.*

Leider sagen die Sortennamen noch nicht sehr viel über die Qualität eines Tees aus; denn man kann ein und dieselbe Sorte in sehr guter oder auch sehr schlechter Qualität bekommen, je nachdem, bei welchem Händler man sie kauft.

Am wichtigsten ist es also, einen zuverlässigen Teehändler zu finden. Folgen Sie dabei dem Grundsatz „Vertrauen ist gut – Prüfen ist noch besser": Kaufen Sie erst einmal eine kleinere Menge guten Tees in einem Teegeschäft oder bei einem Versand, und machen Sie dann zu Hause eine Teeprobe.

Doch auch vor dem Kauf gibt es glücklicherweise schon ein paar recht zuverlässige Methoden, gute Qualität von schlechter zu unterscheiden. Wenn der Teehändler Ihnen den Tee in der geöffneten Dose zeigt, sollten Sie zunächst die Farbe des Tees prüfen: Er soll nicht blaß oder grau sein, sondern sehr farbintensiv. Wichtig ist auch der „Schnuppertest": Man atmet dabei den Teeduft tief ein, darf aber keinesfalls in die Verpackung hinein ausatmen. Ist der Tee frisch und von guter Qualität, hat er immer einen eigenen Duft. Man sollte übrigens beim Tee-Test kein Make-up benutzen, da dies den zarten Duft des Tees stören würde.

Ferner kann man einige Teeblätter in die Hand nehmen und testen, ob die Blätter trocken und fest sind. Keinesfalls dürfen sie sich weich anfühlen. Das würde bedeuten, daß das Blattgut feucht ist, und wäre ein sicheres Zeichen für mindere Qualität.

Ein weiterer Test besteht darin, die Teeblätter zu kauen: Eine gute Qualität ist knackig und zart. Eindeutiges Zeichen für einen guten Tee ist die „Gaumenfreude": Nachdem man ein paar Blätter gekaut hat, entsteht um den Gaumen ein angenehmer Belag, der sich lange halten sollte. Diese Erfahrung nennt man in China „Gaumenfreude".

Die beste Methode, einen Tee zu prüfen, ist natürlich eine Kostprobe. Aber welcher Händler kann sich einen derart zeitaufwendigen Dienst am Kunden heute noch leisten? Zumal die besonders guten Sorten gewöhnlich in kleinen Mengen verpackt sind. Man öffnet verschlossene Beutel oder Dosen verständlicherweise nur ungern, da der Tee von Mal zu Mal mehr von seinen Inhaltsstoffen verliert.

Aber selbst die beste Qualität nützt nichts, wenn der Tee zu lange gelagert wurde. Ein guter Teehändler sollte Ihnen sagen können, wann der Tee, den Sie kaufen möchten, geerntet wurde.

### Blattsprossen oder Blätter?

*Viel Weiß im Tee ist ein gutes Zeichen und bedeutet nicht, daß der Tee verschimmelt ist, wie ein unerfahrener Betrachter vielleicht meinen könnte; vielmehr sind es die Blattsprossen, die weiß schimmern.*

Wichtig ist auch die Frage, ob es sich um einen Blattsprossentee oder einen Blättertee handelt. Wenn ein Tee nur aus Blattsprossen besteht, nennt man ihn „Blattsprossentee". Er ist sehr zart und fein, mit viel weißem Flaum, und empfindlich wie ein Baby. Man muß sehr behutsam mit ihm umgehen – sonst „schreit" das Baby. Das heißt: Um die volle Natur der Blattsprossen zu bewahren, ist die einfachste Herstellungsweise geboten. Der zarte grüne Tee sollte möglichst nur aus Blattsprossen hergestellt werden.

Für solche Tees gibt es einen sehr zuverlässigen Qualitätstest: Achten Sie darauf, ob viel staubähnlicher Flaum zu sehen ist. Das ist ein Zeichen für einen guten Tee, der viele flaumige Blattsprossen enthält und sehr zart ist.

Sorten, bei denen die Blätter erst geerntet werden, wenn sie ausgewachsen, also auch größer sind, bezeichnet man dagegen als „Blättertees". Solche Blätter sind stärker und robuster als die Blattsprossen und daher für die kompliziertere Herstellungsweise von Oolong-Tee besonders gut geeignet.

Auch für solche leicht fermentierte Oolongs gibt es einen Qualitätstest, den man allerdings erst zu Hause an den bereits aufgegossenen, feuchten Teeblättern durchführen kann: Betrachtet man die Blätter genau, so sieht man, daß nur der Stiel und der äußerste Blattrand braun gefärbt (das heißt fermentiert) ist; das Blatt hat also eine braune „Umrandung". Der Rest des Blattes muß grün sein. Findet man auch im Blatt solche braunen Stellen, so ist das ein Zeichen für einen schlecht verarbeiteten Tee. (Dieses Kriterium gilt allerdings nicht für stark fermentierte Oolongs wie beispielsweise die „Schöne Dame aus dem Osten"; bei ihnen sind die Blätter oder Blattsprossen einheitlich braun.)

Übrigens: Man sollte niemals vor einem hohen Preis zurückschrecken – denn die hochwertigen Tees sind alle nicht ganz billig, und bei hoher Qualität ist der Preis auch gerechtfertigt. Überall in der Natur findet man duftende Blüten – aber wo gibt es schon duftende Blätter?

## Teekanne und Wasser – die wahren Eltern des Tees

Das Wasser ist die Mutter des Tees und die Teekanne der Vater, sagen die Chinesen. Nur wenn Vater und Mutter gesund sind, kommt auch das Tee-Kind gesund zur Welt. Die Wasserqualität, das Material und auch die richtige Pflege der Kanne können das Aroma eines Tees ganz entscheidend beeinflussen.

### Was man beim Kannenkauf beachten sollte

Am besten eignen sich Tonkannen; doch gerade hier gibt es ganz entscheidende Qualitätsunterschiede. Zunächst einmal prüft man die Qualität einer Kanne – genau wie die des Tees selbst – mit der Nase: Minderwertige Kannen haben einen Erdgeruch, der den Teeduft und das Aroma beeinträchtigt. Tee soll nach Tee schmecken, aber nicht nach Ton. Aus diesem Grund sollte man eine neu gekaufte Kanne auch nicht gleich verwenden, sondern erst einmal vorbehandeln. Man stellt die Kanne in einen Teesud, den man aus einem Tee minderer Qualität bereitet hat, und läßt sie einige Minuten darin mitkochen. Auf diese Weise bekommt die Kanne eine bessere Patina und verliert ihren Tongeruch. Je schlechter die Tonqualität ist, um so länger muß die Kanne gekocht werden.

Außerdem ist zu beachten, daß der Ton dicht gebrannt sein sollte. Je höher die Brenntemperatur, desto dichter ist der Ton.

Wie kann man unterscheiden, ob eine Kanne mit hoher oder niedriger Temperatur gebrannt worden ist? Ganz einfach: Man nimmt den Deckel ab und klopft an die Kanne. Je höher der Klang ist, desto dichter ist der Ton. Minderwertige Kannen klingen meistens tief und dumpf.

Wichtig ist außerdem, daß der Deckel dicht schließt. Auch das läßt sich leicht überprüfen: Eine Kanne hat immer drei Öffnungen, aus denen die Luft entweichen kann: die größte Öffnung, die vom Deckel geschlossen wird, das kleine Luftloch im Deckel und den Kannenschnabel, auch Kannenmund genannt. Wenn man die Kanne halb füllt, den Deckel schließt und nun das Luft-

*Chinesische Teekannen sind eine Wissenschaft für sich, und nur die Phantasie setzt der Gestaltung Grenzen.*

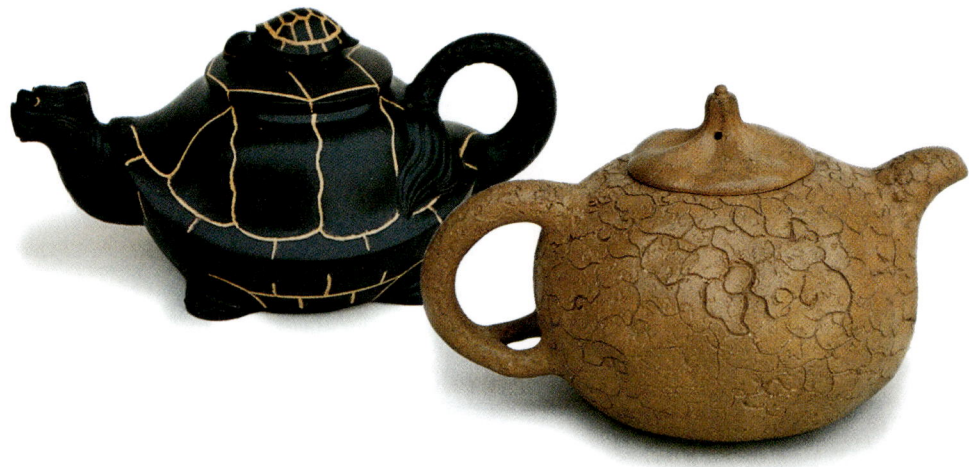

loch zuhält, muß der Wasserfluß sofort unterbrochen sein. Das ist der Beweis für einen gut schließenden Kannendeckel.

Es gibt noch eine weitere Methode, mit der man die Dichte des Kannendeckels prüfen kann: Man füllt die Kanne mit Wasser, schließt mit einem Finger den Kannenschnabel und dreht die Kanne – Deckel nach unten, Boden nach oben. Der Deckel darf nicht herunterfallen, obwohl die Kanne auf dem Kopf steht! Aber Vorsicht: Das ist die härteste Probe. Wenn die Kanne diese Prüfung besteht, ist sie sicher von Meisterhand geschaffen. Eine maschinell gefertigte Kanne wird diese Dichte niemals erreichen. Auch auf den Wasserfluß sollte man achten: Das Wasser muß einwandfrei abfließen. Wenn die innere Öffnung des Kannenschnabels nicht gut gearbeitet ist, wird sie häufig von Teeblättern verstopft. Ist die äußere Öffnung das heißt, der Schnabel – nicht

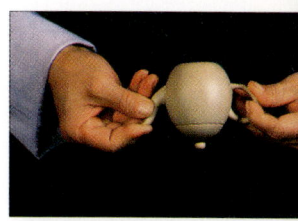

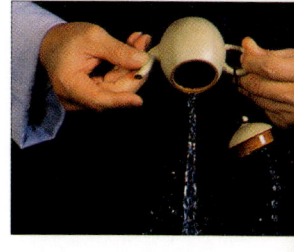

*Der Kannen-Test zeigt, ob der Deckel luftdicht abschließt.*

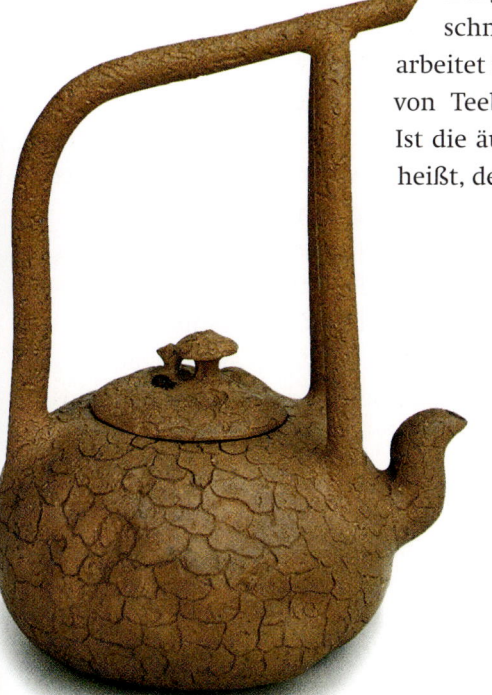

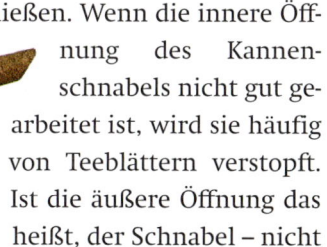

*Die Abbildung zeigt, worauf es bei einer Teekanne ankommt. Wenn man die Kanne halb füllt, den Deckel schließt und das Luftloch zuhält, muß der Wasserfluß sofort unterbrochen sein – Beweis für einen gut schließenden Kannendeckel.*

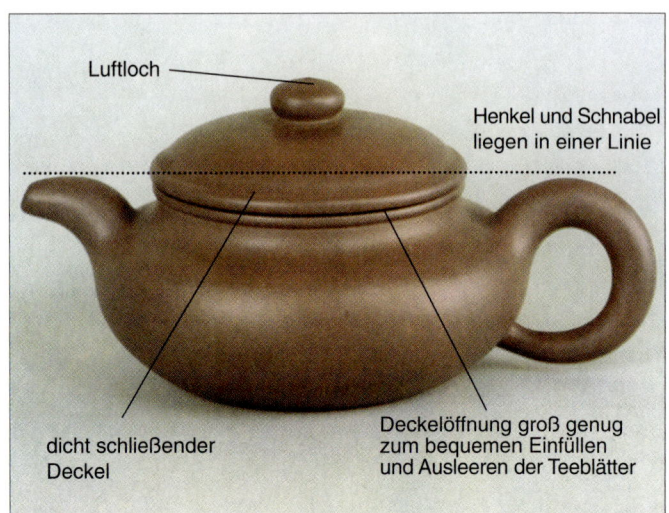

Luftloch

Henkel und Schnabel liegen in einer Linie

dicht schließender Deckel

Deckelöffnung groß genug zum bequemen Einfüllen und Ausleeren der Teeblätter

gut, so tropft die Kanne. Auch für den guten Wasserfluß gibt es zum Glück ein untrügliches Erkennungsmerkmal: Henkel und Schnabel müssen möglichst in einer Linie sein. Das kann man ganz leicht feststellen, indem man die Kanne umgedreht auf eine gerade Unterlage stellt: Sie darf dann nicht wackeln oder gar umfallen.

Natürlich ist es auch wichtig, daß die Deckelöffnung groß genug ist, damit man die Teeblätter bequem einfüllen und wieder ausleeren kann. (Grüntee- und Oolong-Blätter quellen beim Aufgießen viel stärker auf als Schwarztee; deshalb ist es oft ein mühsames Unterfangen, sie aus einer Kanne mit zu kleinem Deckelloch wieder herauszufischen.)

Wie groß das Deckelloch sein soll, hängt aber auch von der Teesorte ab, die man in der Kanne aufbrühen will. Wenn ein Tee eher mit hoher Wassertemperatur aufgegossen werden muß, sollte man eine Kanne wählen, die einen kleinen Deckel hat, denn je kleiner die

**84**

Deckelöffnung ist, desto länger hält die Kanne die Temperatur. Verlangt die Teesorte dagegen eine niedrigere Temperatur, sollte man eine Kanne mit größerer Öffnung wählen. Eine solche Öffnung läßt mehr Hitze ausströmen, und die Temperatur sinkt entsprechend schneller.

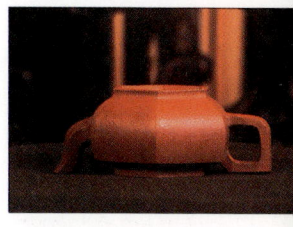

### Es muß nicht immer Ton sein

*Henkel und Schnabel müssen, wenn man die Kanne umdreht, möglichst in einer Linie sein.*

Außer Tonkannen kann man auch Porzellan-, Metall- oder Glaskannen verwenden.

Die Porzellankannen sind immer mit einer Glasur überzogen und daher sehr dicht. Sie atmen nicht. Da die Luft in einer so dichten Kanne nur nach oben drängen kann, eignen solche Kannen sich besser für Teesorten, die einen besonderen Duft haben, zum Beispiel für aromatisierten Tee. Tonkannen hingegen sind eher für stark aromabetonte Teesorten geeignet. Da Tonkannen die Hitze ableiten, wird der Geschmack solcher Tees ausgeglichen und nicht so beißend sein. (Das gilt beispielsweise für Oolong-Tees, die ein sehr intensives Aroma haben.) Metall ist auch ein gutes Material für Teekannen. Silberkannen sind bei Teetrinkern sehr beliebt, denn Silber ist dicht und leitet Wärme ab. Zu einer eisernen Teekanne raten wir allerdings nicht, denn Eisen kann den Teegeschmack völlig verderben.

Wenn die Blattsprossen sehr schön sind, sollte ihre Schönheit auch gezeigt werden. In diesem Fall ist eine Glaskanne oder eine Deckeltasse, wie wir sie auf den nächsten Seiten noch beschreiben werden, die beste Wahl. Durch das Glas können wir beobachten, wie die Blättchen sich im Wasser entfalten, das Auf und Ab der kleinen Sprossen genießen und bei der Betrachtung dieses heiteren Teetanzes für eine Weile den Alltag vergessen. Das gilt im Prinzip für alle Blattsprossentees, ganz besonders aber für den Long Jing, dessen Blattsprossen sich aufstellen, oder die zu einer blütenähnlichen Rosette zusammengebundenen Teeblätter des „Grünen Päonien"-Tees.

Grundsätzlich sollte man lieber eine kleine Kanne wählen, weil Teeduft und Aroma in kleinen Gefäßen viel besser zur Geltung kommen als in großen. Natürlich kann man auch in einer größeren Kanne einen guten Tee bereiten, wenn man große Mengen braucht; aber die Qualität wird auf jeden Fall darunter leiden.

Bereitet man einen edlen, erstklassigen Tee in einem kleinen Kännchen zu, wie es in China üblich ist, so genießt man Duft und Aroma sehr intensiv und kommt außerdem auch noch in den Genuß eines starken Nachgeschmacks; das ist die sogenannte „rückwirkende Süße", übrigens ein sicheres Zeichen für besonders gute Qualität bei einem Tee.

Bei einer großen Kanne ist das Tee-Erlebnis völlig anders; das Aroma ist zwar immer noch da, aber Duft und Nachgeschmack sind nur noch minimal. Aus dem gleichen Grund sollte man Tee auch nur aus kleinen Tassen genießen und nicht aus den großen Teebechern, wie sie bei uns im Westen vielfach üblich sind.

### Die richtige Kannenpflege

Teegeschirr soll stets nur mit heißem Wasser – also ohne Spülmittel – gewaschen werden, denn sonst besteht die Gefahr, daß der nächste Teeaufguß das „Aroma" des Spülmittels annimmt. Nach dem Waschen putzt man die Außenseite der Kanne mit einem weichen Tuch; dann läßt man die Kanne an einem schattigen Ort trocknen.

Mit der Zeit und mit häufiger Benutzung bekommt sie Glanz und wird immer schöner.

Natürlich lagern sich im Laufe der Zeit Teereste in der Kanne ab. In China entfernt man diese nicht, weil man der Ansicht ist, daß der Tee dann besser schmeckt als aus neuen oder stark gereinigten Kannen. Wohl aber sollte man für Teesorten mit sehr unterschiedlichem Aroma auch verschiedene Kannen haben; und eine Selbstverständlichkeit sollte es eigentlich sein, Kanne und Tasse nur für grünen Tee und nicht etwa für Kaffee oder andere Getränke zu verwenden.

Häufig hört man Klagen darüber, daß ein Kännchen, das anfangs überhaupt nicht getropft hat, nach einer gewissen Zeit dann doch zu tropfen beginnt und der Wasserfluß unregelmäßig wird. Das liegt daran, daß der Kannenschnabel und die kleine Öffnung im Deckel sich durch Teereste verengt haben; wenn man beides reinigt, ist der Schaden wieder behoben.

Wenn man eine Kanne lange nicht benutzt hat, bildet sich ein unangenehmer Geruch. Dann sollte die Kanne vor dem Gebrauch zunächst einmal gewaschen, gründlich mit heißem Wasser gespült und danach sofort in kaltes Wasser getaucht werden. Anschließend spült man sie nochmals von außen und innen gründlich mit heißem Wasser.

Zum Schluß ein guter Rat für jeden Teefreund, der eine kostbare, schöne Teekanne erworben hat: Da in der Regel immer der Deckel als erstes verlorengeht oder zerbricht und man kaum einen neuen finden wird, der wirklich paßt, sollte man den kleinen Deckel mit einem hübschen Band am Henkel der Kanne befestigen. So hat der Deckel wenig Chancen, auf Nimmer Wiedersehen zu verschwinden.

*Die Chnesen sagen: „Meine Kanne soll klingen – vergleichbar einer Geige, deren Klang um so schöner wird, je länger man sie spielt. Je öfter man seine Teekanne benutzt, um so schöner wird ihr Glanz – die Kanne atmet, sie lebt."*

### Wichtig: der Härtegrad des Wassers

Kommen wir nun zur „Mutter" des Tees – dem Wasser. Der chinesische Teemeister Lu Yu, der im achten Jahrhundert lebte, hat uns gelehrt: Wasser aus einer Bergquelle ist am besten; an zweiter Stelle steht Flußwasser, an dritter Stelle Brunnenwasser. Für Kaiser Qian Long hingegen ergab Schnee das beste Teewasser.

In unserer heutigen Zeit der wachsenden Umweltverschmutzung wird es nicht immer leicht sein, diesen Ratschlägen zu folgen, die aus einer Zeit stammen, als es noch reine, unberührte Natur gab.

Nach wie vor aber gilt, daß Wasser aus einer natürlichen Quelle, auf deren Reinheit man sich verlassen kann, die ideale Grundlage für einen Tee darstellt. Auch aus sauberem Schneewasser zubereiteter Tee ist eine Köstlichkeit. Um Verschmutzung zu vermeiden, sollte man nicht den ersten Schnee verwenden, sondern warten, bis es längere Zeit geschneit hat; denn natürlich sind im ersten Schnee sehr viele Schmutzpartikelchen aus der Luft enthalten.

Meistens werden wir heutzutage jedoch auf Leitungswasser oder gefiltertes Wasser zurückgreifen müssen. Bis zu einem Härtegrad von zehn ist das Wasser gut für die Zubereitung von Grüntee und Oolong geeignet; härteres Wasser (über zehn) kann das Aroma eines Tees beeinträchtigen.

Deshalb wollen wir hier ein paar Tips für Teeliebhaber notieren, die in Regionen leben, in denen es eben nur hartes Wasser gibt:

Ob Teesorten empfindlich oder unempfindlich gegen hartes Wasser sind, hängt sehr stark von der Klimazone ihres Ursprungslandes ab. Teesorten aus Südchina bei-

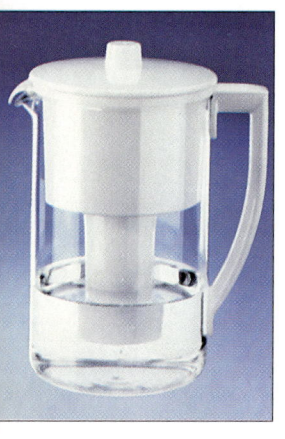

*Mit speziellen Teefiltern, die im Handel erhältlich sind, kann man das Wasser für die Teezubereitung filtern.*

spielsweise sind sehr empfindlich; Sorten aus Nordchina dagegen vertragen hartes Wasser und höhere Temperatur viel besser.

Ihr Teehändler sollte Ihnen sagen können, aus welcher Region der Tee, den Sie gekauft haben, stammt. Kaufen Sie Teesorten, die nicht empfindlich sind oder die man mit heißem Wasser aufgießen kann. Solange der Tee heiß ist, schmeckt man das kalkige Wasser noch nicht; erst wenn es abkühlt, spürt man den Geschmack auf der Zunge sehr stark.

Hier ein paar Beispiele für Teesorten, die nicht empfindlich gegen hartes Wasser sind: Schneeblau, Long Jing aus Nordchina, Tie Kuan Yin, Shui Xian, Goldener Herbst, Dong Ding.

Sollten Sie trotz harten Wassers empfindliche Teesorten verwenden, versuchen Sie den Tee mit hoher Wassertemperatur aufzugießen, aber nehmen Sie weniger Teeblätter, und lassen Sie den Tee kürzer ziehen.

Natürlich kann man auch einen Wasserfilter oder Mineralwasser verwenden. Aber dann muß auch die Qualität des Tees stimmen! Man sollte kein teures Mineralwasser für billigen Tee verwenden.

Selbst auf die Dauer des Wasserkochens muß man achten: Das Wasser darf nämlich nicht zu lange kochen. Wenn es zu sieden beginnt, entstehen Blasen wie Fischaugen, und man hört einen leichten Ton. Wenn es weiter kocht, beginnen die Blasen wie Perlen an einer Kette emporzusteigen. Sobald sich das Wasser zur Wellenform verändert, also sprudelnd kocht, ist es schon „alt", und wenn es zu lange kocht, mindert das die Teequalität. (Anfänger öffnen am besten den Deckel des Wasserkessels; sobald man ein wenig Übung hat, hört man es jedoch auch schon am Geräusch.)

Wie empfindlich grüner Tee auf unterschiedliche Wasserqualitäten reagiert – und wie sehr die Chinesen ihr Geschmacksempfinden im Laufe jahrhundertelangen Teegenusses verfeinert haben –, zeigen die folgenden beiden Geschichten.

*Zur Regierungszeit des Kaisers Daizhong (762–766) kam eines Tages ein General an den Hof. Er befahl seinen Soldaten, nach Nanlin zu marschieren und Wasser aus der Mitte des Flusses zu holen. Die Soldaten führten den Befehl aus, brachten das kostbare Teewasser, und der General sagte zu Lu Yu, der damals als Teemeister bei Hofe weilte: „Welch ein glückliches Zusammentreffen: Der berühmteste Teemeister ist am Hof, und wir haben das beste Teewasser, das im ganzen Reich zu finden ist. Wir schätzen uns glücklich, nun den besten Tee genießen zu können."*

*Doch Lu Yu kostete das Wasser und erklärte, es sei nicht aus der Mitte des Flusses, sondern wohl eher vom Ufer geschöpft.*

*Zuerst glaubte der General, Lu Yu wolle sich einen Scherz mit ihm erlauben. Gekränkt erwiderte er, das könne nicht sein; denn auf seine Soldaten sei Verlaß. Als er seine Leute befragte, beteuerten sie denn auch, natürlich hätten sie das Wasser wie befohlen aus der Mitte des Flusses geholt.*

*Was nun geschah, versetzte die ganze Hofgesellschaft in größtes Erstaunen: Lu Yu schüttete die Hälfte des Wassers weg, probierte noch einmal davon und sagte: „Nun haben wir das gute Wasser aus der Mitte des Flusses."*

*Die Soldaten erblaßten, denn sie fürchteten eine Bestrafung durch den General. Zögernd gestanden sie, daß Lu Yu recht hatte: Sie hatten den Befehl ihres Generals tatsächlich ausgeführt und mit einem Boot Wasser aus der Mitte des Flusses geschöpft. Doch als sie das Ufer erreichten, bemerkten sie, daß die Hälfte des Wassers wegen des schaukelnden Bootes übergelaufen war, und füllten ihr Gefäß mit Wasser vom Ufer auf.*

▶ *Eine chinesische Pflückerin bei der Arbeit.*

**90**

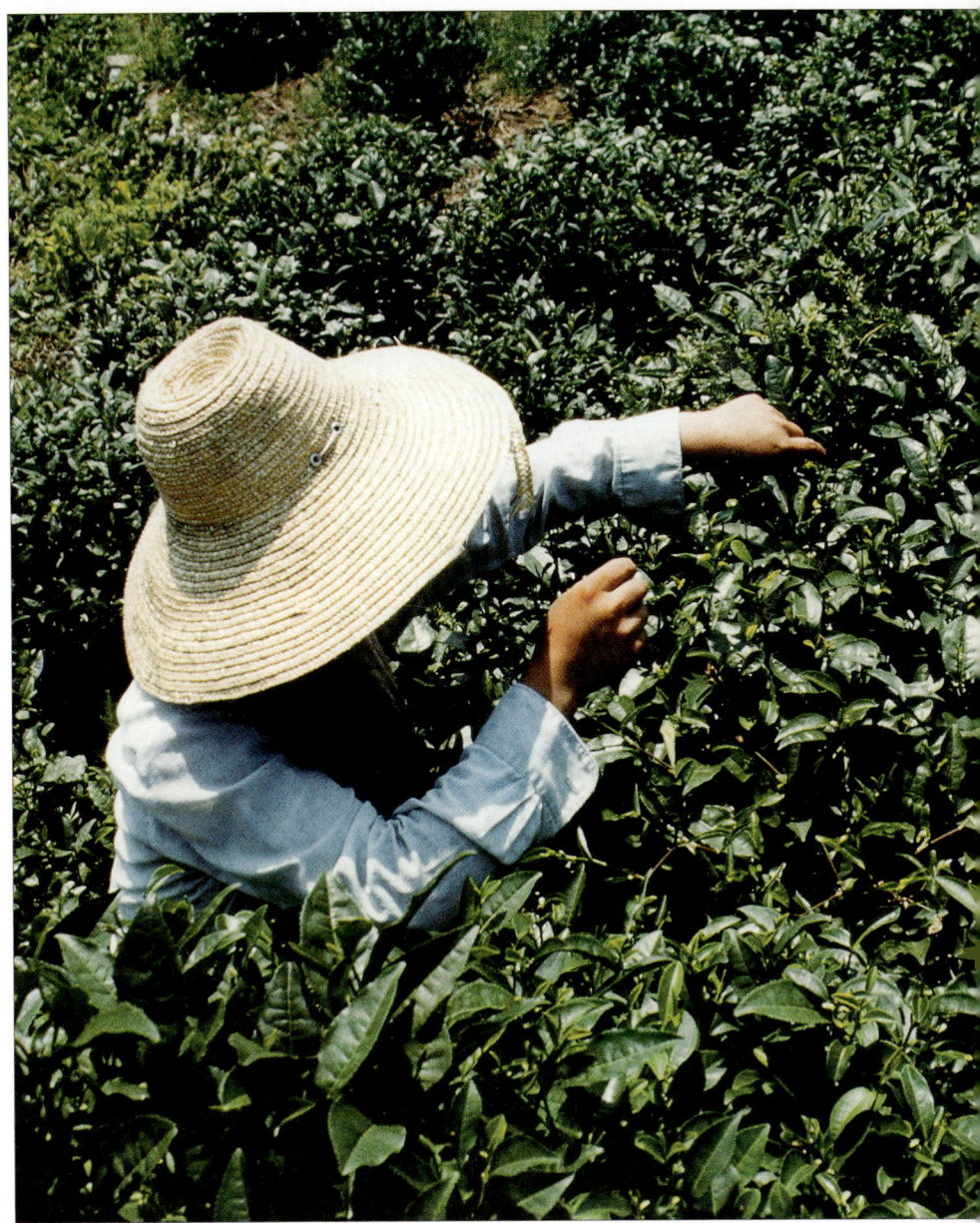

Wieder einmal hatte sich bei dieser Begebenheit Lu Yus Meisterschaft gezeigt und die Menschen über alle Maßen verblüfft. Wie wichtig das richtige Wasser ist, veranschaulicht auch noch eine zweite Geschichte.

*Bei den Teewettbewerben, die die Chinesen so sehr liebten, ließen sich die Teemeister schon einiges einfallen, um die Konkurrenz zu übertrumpfen; denn nichts war blamabler, als einen solchen Teewettstreit zu verlieren. Dann verlor man sein Gesicht. Außerdem wurde jeder, der dem Kaiser einen besonders edlen Tee brachte, zur Belohnung sofort befördert; einen so hohen Stellenwert nahm der Tee in China schon vor Jahrhunderten ein.*

*Einst schlossen zwei berühmte Teekenner eine Teewette ab. Der Gewinner, so glaubte man, stand von vornherein fest, hatte er doch bereits einen bisher selbst unter Kennern nicht bekannten Tee kreiert und dem Kaiser zum Geschenk gemacht. Zu dem Wettbewerb brachte er seinen besten Tee, brühte ihn aber nur mit Wasser aus dem Brunnen auf, der als zweitbester bekannt war.*

*Sein Gegner hatte keinen so edlen Tee, und deshalb sahen die Zuschauer dem Ausgang dieses Wettstreits ohne große Spannung entgegen. Doch alle, die diesen Tee dann probierten, waren über die Maßen erstaunt: Nie zuvor hatte man etwas so Wunderbares gekostet. Man fragte den Teemeister nach seinem Geheimnis. Mit listigem Lächeln gab er Auskunft: Da ihm von vornherein klargewesen war, daß sein Tee sich in der Güte nicht mit dem seines Gegners messen konnte, war ihm nichts anderes übriggeblieben, als die Qualität seines Wassers zu verbessern. Deshalb hatte er sein Teewasser nicht aus einer der berühmten Quellen geholt, sondern sich etwas ganz Besonderes ausgedacht: Er fällte zunächst Bambusstämme. Wenn man diese frischen Bambusrohre über einem nicht allzu starken Feuer erhitzt, fließt allmählich – Tropfen für Tropfen – der feine Saft heraus. Mit diesem Bambussaft hatte der Meister seinen Tee zubereitet und den Sieg davongetragen.*

# Das Geheimnis der richtigen Zubereitung

Selbst wenn Kanne und Wasser stimmen, gilt es auch bei der Zubereitung noch einiges zu beachten. Bei Schwarztee kann man nicht viel verkehrt machen: Sein Aroma ist nicht fein genug, um durch falsche Dosierung, eine zu hohe Wassertemperatur oder zu langes Ziehenlassen beeinträchtigt zu werden. Grüner Tee hingegen ist wie eine Rose: Wenn man sie nicht richtig behandelt, sticht sie.

Und es ist schon manch einer gestochen worden und hat deshalb die Freude am grünen Tee verloren, ohne sein unvergleichliches Aroma überhaupt je entdeckt zu haben. Viele Grüntee-Neulinge wissen nämlich nicht, daß man grünen Tee im Gegensatz zu Schwarztee nicht mit kochendheißem Wasser aufgießen darf, weil das sein empfindliches Aroma zerstören würde.

Wenn sie es doch tun, erleben sie eine böse Überraschung: Der Tee schmeckt unangenehm bitter, fast wie eine Medizin.

## Die richtige Wassertemperatur ist entscheidend

Um einen guten Tee zu bereiten, muß man folgende Dinge besonders beachten: Teemenge, Wassermenge, Temperatur und Zeit. Für Zeit, Tee- und Wassermenge gibt es ein Standardmaß:

4 g Tee; 150 ml Wasser; 4 Minuten ziehen lassen.
oder
3 g Tee; 150 ml Wasser; 5 Minuten ziehen lassen.

# Zusammenhang zwischen Wasse

| Teesorten | Fermentation | Form | Farbe im Teesud |
|---|---|---|---|
| Long Jing aus Nordchina | 0 % | Schwert | grün-gelb |
| Long Jing aus Südchina | 0 % | Schwert | grün-gelb |
| Jade-Sprossen | 0 % | naturkraus | grün-gelb |
| Schneeblau | 0 % | naturkraus | tiefgrün |
| Huang Hua-Wolkenspitze | 0 % | Bambusblätter | gelb-grün |
| Grüne Päonie | 0 % | Chrysanthemen | gelb-grün |
| Süßer Tau | 0 % | gehackt | tiefgrün |
| Klare Reinheit | 7,5–15 % | naturkraus | grün-gelb |
| Grüne Jade | 20–25 % | Halbkugel | gold-grün |
| Goldene Lilie | 20–25 % | Halbkugel | gold-grün |
| Jasmin | 20–5 % | gehackt | gold-grün |
| Dong Ding | 20–25 % | Halbkugel | honiggelb |
| Tie Guangyin | 40 % | Kugel | braun |
| Fancy Oolong | 70 % | naturkraus | roter Bernstein |
| Schwarztee | 100 % | gehackt oder schmal | dunkelrot |

## emperatur und Fermentationsgrad

| Duft | Blattgut | Temperatur | Empfehlung |
|---|---|---|---|
| geröstete Kastanien | 1 Sproß + 2 Blätter | 85 °C | Genuß + Frühstück |
| frisches Gras | 1 Sproß + 2 Blätter | 85 °C | Genuß + Frühstück |
| geröstete Kastanien | 1 Sproß + 2 Blätter | 85 °C | Genuß + Frühstück |
| geröstete Kastanien | 1 Sproß + 2 Blätter | 85 °C | Genuß + Frühstück |
| frisches Gras | 1 Sproß + 2 Blätter | 90–95 °C | Frühstück |
| frisches Gras | 1 Sproß + 2-3 Blätter | 90–5 °C | repräsentativ, Büro |
| Seetang | 1 Sproß + 2 Blätter | 90 °C | meditativ |
| Blütenduft | 1 Sproß + 2 Blätter | 80–90 °C | Hochgenuß |
| Blütenduft | oberste 2 Blätter | 90–95 °C | Genuß + Frühstück |
| Blütenduft | oberste 2 Blätter | 90–95 °C | Genuß + Frühstück |
| Jasmin | Blatt + Sprossen (Sommer) | 85 °C | Unterhaltung + Frühstück |
| Blütenduft | oberste 2 Blätter | 90–95 °C | Hochgenuß |
| Früchte | oberste 2 Blätter | 90–95 °C | Hochgenuß |
| starker Blütenduft | Blatt + Sprossen (Sommer) | 85 °C | Hochgenuß |
| Honig | Blattsprossen | 90–95 °C | |

Nur die Aufgußtemperatur bestimmen wir selber. Sie hängt vom Fermentationsgrad des Tees ab. Grundsätzlich gilt die Regel: Je weniger ein Tee fermentiert ist, eine um so niedrigere Wassertemperatur verlangt er. Je stärker die Fermentation, desto höher sollte die Wassertemperatur sein.

Da der Fermentationsgrad sich mit ein wenig Erfahrung schon an der Farbe der Teeblätter und des Aufgusses ablesen läßt, ist das gar nicht so schwierig.

Bei allen unfermentierten Grüntees sehen die Blattsprossen oder Blätter grüngelb aus und riechen wie frisches Gras oder Heu. Sie enthalten viel mehr Wirkstoffe als alle anderen Teesorten und sind besonders empfindlich. Deshalb muß ein solcher Tee unbedingt mit niedriger Temperatur (etwa 75 Grad) aufgegossen werden, sonst wird er bitter. Das gilt für alle Tees, die sehr viel Flaum haben.

Ist der Tee aus Blattsprossen und in Naturkrausform hergestellt, soll die Temperatur noch niedriger sein, etwa um 70 Grad.

Oolong-Tees sind stärker fermentiert und werden dementsprechend mit etwas heißerem Wasser (80–95 Grad) aufgegossen. Schwarztee schließlich (der wegen der roten Farbe seines Aufgusses in China als „roter Tee" bezeichnet wird), ist zu 100 Prozent fermentiert und wird mit einer Wassertemperatur von 95 bis 100 Grad Celsius aufgegossen.

Die Tabelle auf der folgenden Seite gibt einen kleinen Überblick über einige exemplarische Teesorten – von unfermentierten Grüntees über verschiedene halbfermentierte Oolongs bis hin zum Schwaztee – und verdeutlicht den Zusammenhang zwischen Wassertemperatur und Fermentationsgrad.

Grundsätzlich läßt man das Wasser erst einmal sprudelnd aufkochen und dann auf die entsprechende Aufgußtemperatur abkühlen. Mit der Zeit bekommt man schon ein Gefühl für die richtige Wassertemperatur; doch wer ganz sichergehen möchte, kann sich natürlich auch in einem Geschäft für Laborbedarf ein Thermometer kaufen.

Bei Teesorten, die eine sehr hohe Temperatur verlangen, empfiehlt es sich, die Teekanne erst einmal vorzuwärmen, das Wasser abzugießen und dann erst die Teeblätter hineinzugeben.

Man kann aber auch, nachdem man den Tee bereits aufgegossen hat, den Deckel schließen und von außen heißes Wasser über die Teekanne gießen. So wird die Temperatur der Kanne erhöht.

Bei Tees, die mit niedriger Temperatur aufgegossen werden müssen, schüttet man das gekochte Wasser erst einmal in ein Gefäß; so sinkt die Wassertemperatur schon auf 90 Grad. Nach nochmaligem Umgießen in ein zweites Gefäß hat man bereits die richtige Temperatur für Grüntee.

## Zucker – oder lieber doch nicht?

Grünen Tee genießt man stets „pur", ohne jegliche geschmacksverändernde Zusätze. Die Frage nach der Zuckerdose wird dem echten Teekenner und -genießer höchstens ein mißbilligendes Stirnrunzeln entlocken. Im Gegensatz zu Schwarztee wird grüner Tee niemals gesüßt, weil Zucker oder Honig sein Aroma völlig verderben würde. Das gleiche gilt selbstverständlich erst recht für Milch oder Sahne.

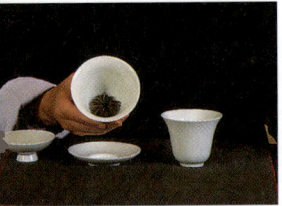

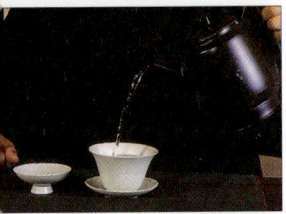

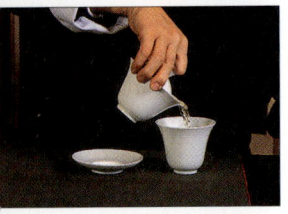

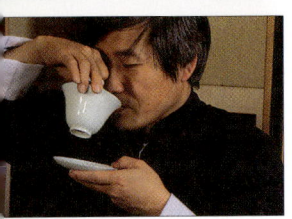

*So benützt man eine Deckeltasse zum schnellen Teegenuß.*

Wenn ein Tee zu bitter schmeckt, ist das nicht etwa ein Zeichen dafür, daß er gesüßt werden muß (das würde gar nichts helfen), sondern es deutet vielmehr darauf hin, daß man ihn entweder zu stark dosiert, zu heiß aufgegossen oder zu lange ziehen gelassen hat. Ist der Tee zu stark, so kann man ihn mit heißem Wasser verdünnen.

Vielleicht handelt es sich aber auch um eine Teesorte, die von Natur aus einen sehr kräftigen, herben Geschmack hat. Dann läßt das Aroma sich mildern, indem man den ersten Aufguß nach einer halben Minute abgießt und wegschüttet und erst den zweiten Aufguß (den man dann wie üblich vier Minuten ziehen läßt) trinkt.

### Viele Wege führen zum Tee

Es gibt mehrere verschiedene Möglichkeiten, Tee zuzubereiten – je nachdem, was für eine Sorte es ist und wieviel man davon trinken will.

Das einfachste Zubehör besteht aus einer henkellosen Deckeltasse und genügt uns schon für die Zubereitung eines guten Tees. Das ist die ideale Methode, wenn man seinen Tee allein genießen möchte. Man gibt die benötigte Menge Teeblätter in die Deckeltasse und brüht auf. Wenn die gewünschte Zeit verstrichen ist, trinkt man den Tee direkt aus der Tasse.

Der Deckel hat mehrere Funktionen. Zunächst soll er die Tasse schließen, damit die Temperatur nicht so rasch sinkt. Zum anderen schützt er vor lästigen Insekten. Man kann ihn aber auch als „Mischlöffel" verwenden. Denn im oberen Teil der Tasse ist der Aufguß naturgemäß schwach, unten dagegen stark. Man kann nun mit dem Deckel den Teesud umrühren, damit er sich gleichmäßig verteilt.

Trinkt man den Tee aus der Deckeltasse, so läßt man den Deckel beim Trinken auf der Tasse, damit die Teeblätter in ihr bleiben.

Diese Methode, Tee zu trinken, hat allerdings einen Nachteil. Normalerweise kann man heißen Tee nur langsam und in kleinen Schlucken genießen; aber der Tee in der Deckeltasse wartet nicht auf uns. Je länger er steht, um so stärker wird er, und viele Teesorten nehmen dann einen bitter-herben Geschmack an. Daher ist es ratsam, aus Deckeltassen nur solche Teesorten zu trinken, die „auf uns warten können", wie zum Beispiel Grüne Päonien oder Huang-Hua-Wolkenspitze (Bambusgrün); oder man nimmt einfach etwas weniger Teeblätter.

Für Tees, die nicht „auf uns warten", benutzen wir am besten eine Deckeltasse und noch eine Trinktasse dazu. In diesem Fall wird der Tee in der Deckeltasse aufgebrüht, und man gießt ihn dann in die Trinktasse um, wobei man den Deckel anstelle eines Siebs verwenden kann, um die Teeblätter in der Deckeltasse zu halten.

Während man den Tee genußvoll trinkt, kann man gleichzeitig den zweiten Aufguß vorbereiten. Dieses Zubehör nennt man „Teeservice für eine Person". (Statt einer Deckeltasse kann man natürlich auch ein Kännchen benutzen.)

Damit sind wir schon beim nächsten Thema: der Anzahl der Aufgüsse.

Tee von guter Qualität ist äußerst ergiebig; man kann aus denselben Teeblättern bis zu vier Aufgüsse bereiten (so lange, wie der Tee noch Aroma abgibt), nur muß man sie dann entsprechend länger ziehen lassen. Der dritte und vierte Aufguß ist milder im Geschmack als die beiden ersten, was bei Tees mit sehr herbem, intensivem Aroma ein großer Vorteil sein kann.

*Tees von guter Qualität sind nicht billig, aber dafür ergiebig: Man kann stets mehrere Aufgüsse daraus zubereiten.*

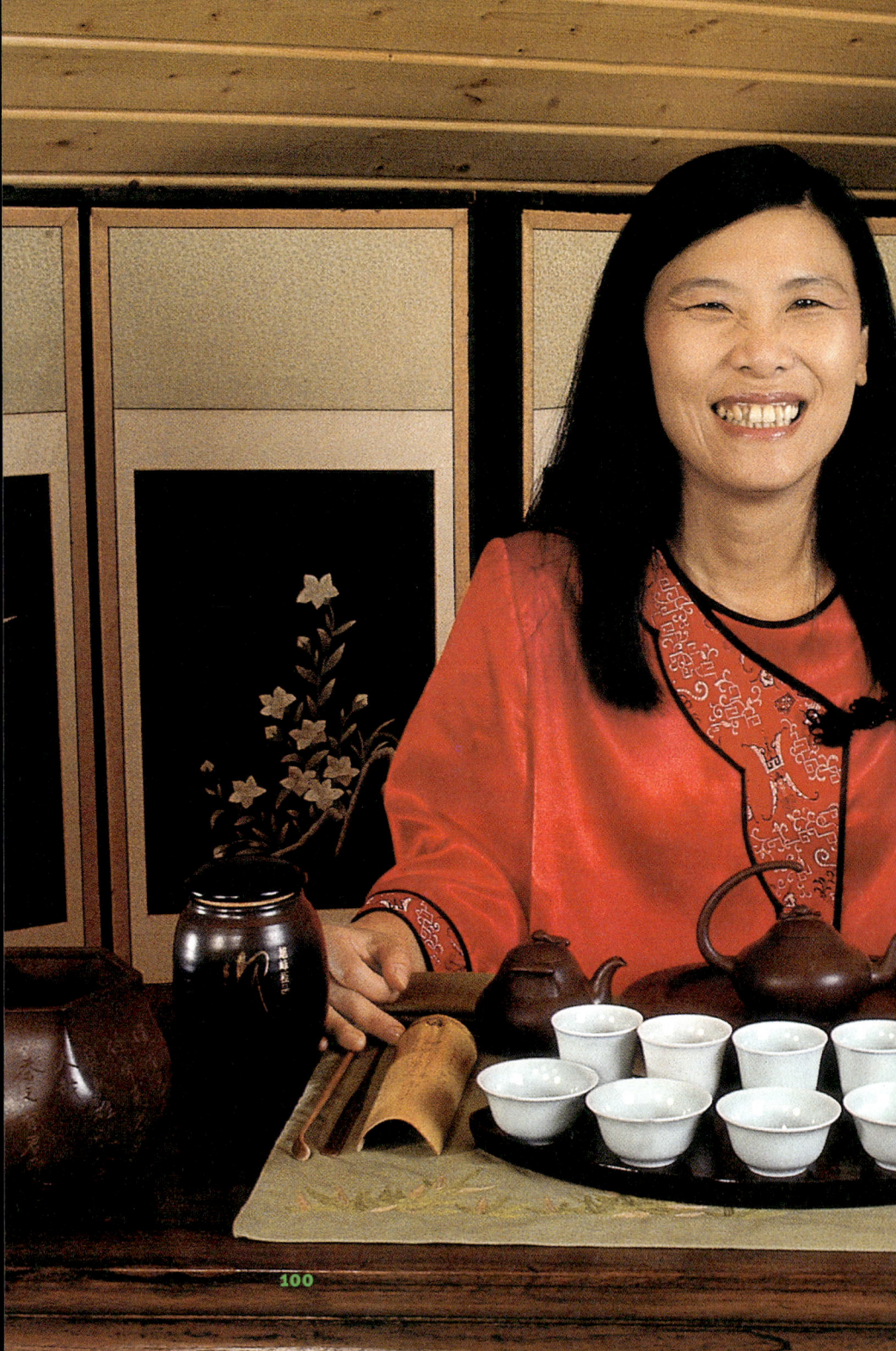

# Erlesener Genuß – die Teezeremonie

Für die japanischen und chinesischen Mönche war das Teetrinken schon immer eine heilige Handlung, eine feierliche Zeremonie. Sie waren es, die den Genuß dieses erlesenen Getränks zur Kultur entwickelten. Wenn Sie Ihren Tee mit Freunden zusammen genießen möchten, bereiten Sie ihn doch auch einmal auf diese Art zu: in aller Ruhe und mit allem Zubehör, das man für diesen ganz besonderen Teegenuß braucht. Sie werden dabei garantiert Ihren Alltagsstreß vergessen und eine ganz neue, nie gekannte Sensibilität für das feine Aroma des grünen Tees entwickeln. Und Ihre Gäste werden begeistert sein: Denn wer Tee auf diese Art und Weise kennenlernt, gewinnt einen Freund fürs Leben.

Die heilsame Wirkung des Tees auf Körper und Geist geht weit über den medizinisch nachweisbaren Effekt seiner Inhaltsstoffe hinaus. Die richtige Zubereitung des Tees offenbart uns seine königliche Reinheit: Blumiger Duft und geheimnisvolle Natursüße schenken uns ganz neue, nie gekannte Gaumenfreuden. Und der behutsame Umgang mit dem Tee, der allein diesen hohen Genuß ermöglicht, bringt uns einen verlorengegangenen Schatz zurück: die Kunst, Muße zu üben!

*Der Umgang mit Grüntee ist eine Kunst.*

## Tee trinken – den Alltagsstreß vergessen

Es ist nahezu unmöglich, eine Tasse grünen Tees in einer kurzen Kaffeepause hastig – womöglich auch noch im Stehen – hinunterzukippen, wie man es mit so manch anderem anregendem Getränk vielleicht tut. Man kann gar nicht anders, als den Tee in kleinen Schlucken zu nippen; sein feines Aroma erschließt sich nur dem, der ihn in Ruhe genießt. Während man das tut, gerät der Alltagsstreß automatisch in Vergessenheit. Dann beginnen auch die Inhaltsstoffe allmählich zu wirken, und es breitet sich jene entspannte und doch hellwache, konzentrierte Ruhe im Gemüt aus, die den meditierenden Mönchen vergangener Jahrhunderte zur Erleuchtung verhalf.

Diese innere Ruhe, dieses feierliche Zelebrieren des Teegenusses macht einen ganz entscheidenden Teil der gesundheitsfördernden Wirkung des grünen Tees aus. In den japanischen und chinesischen Klöstern war das Teetrinken schon immer eine feierliche Zeremonie, eine Opfergabe für die Götter – der Tee war nicht nur Meditationshilfe und Gaumenfreude, sondern auch ein ästhetischer und geistiger Genuß.

Da Tee in klarer Gebirgsluft am besten gedeiht und die Klöster gewöhnlich in abgelegenen Bergregionen liegen, haben die Mönche schon seit je die Teekultur gepflegt, und die Klöster waren in alter Zeit stets auch Stätten intensiver Tee-Forschung. Genau wie Bier und Wein aus europäischen Klöstern einen hervorragenden Ruf haben, so gibt es berühmte Tees aus den Klöstern buddhistischer Mönche. Die Klöster hatten großen Landbesitz, aber keine gesellschaftlichen Verpflichtungen, und daher blieb ihnen viel Zeit für Forschung und Zeremonien. So wurde Teetrinken zu hoher Kultur entwickelt. Ein geflügeltes Wort lautete: „Wo es berühmte Tempel gibt, gedeiht immer auch guter Tee."

Tee, so sagen die Mönche, reinigt die Seele – aus dem Staub dieser Welt zu gehen, ist ihr erhabenes Ziel. Tee war schon immer ihr liebstes Getränk, und bei der Teezeremonie in den chinesischen Klöstern war jeder einzelne Schritt, jede einzelne Handbewegung von sparsamer Ästhetik und genau vorgegeben.

*Tee reinigt die Seele und macht den Geist frei.*

## Das richtige Ambiente ist wichtig

Eine der bekanntesten Teezeremonien ist die Jinh-Shan-Zeremonie im Jing-Berg-Tempel in der Provinz Zhejiang. Das Kloster wurde in der Tang-Zeit gebaut. Um die Gäste zu ehren, ist es Aufgabe des Abtes selbst, den Ritus zu zelebrieren und auch den Tee zuzubereiten. Diener reichen dann allen Anwesenden eine Schale Tee, die aber nicht gleich getrunken wird, sondern es wird zunächst die Deckeltasse geöffnet, um den Duft des Tees genießerisch zu schnuppern; dann wird die Teefarbe begutachtet, und erst danach nimmt man den Tee in kleinen Schlucken zu sich.

Erst nach der dritten Schale Tee beginnt man dann zu diskutieren, den Tee zu klassifizieren, den Abt als Teemeister zu loben und über religiöse und philosophische Fragen Meinung und Erfahrung auszutauschen, um schließlich – nun schon in gehobener Stimmung – über allgemeine Themen wie Freundschaft und Alltag zu sprechen.

Beim Teetrinken achteten die buddhistischen Mönche schon immer auch auf das Ambiente; der Teeraum muß nicht groß, aber behaglich und geschmackvoll eingerichtet sein. Man liebt ein Teehaus, das von Wald umgeben ist oder hoch oben in den Bergen steht, von Wolken umhüllt; man nimmt seinen Tee gern unter einer Kiefer im Mondschein oder tagsüber in stiller, froher Betrachtung blühender Blumen ein.

Die Literaten dekorierten ihre Teestube mit Kalligraphien – meist philosophischen Inhalts – oder mit humorvollen und geistreichen Malereien. Wenn schöne Damen

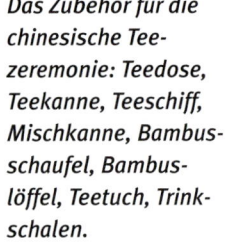

*Das Zubehör für die chinesische Teezeremonie: Teedose, Teekanne, Teeschiff, Mischkanne, Bambusschaufel, Bambuslöffel, Teetuch, Trinkschalen.*

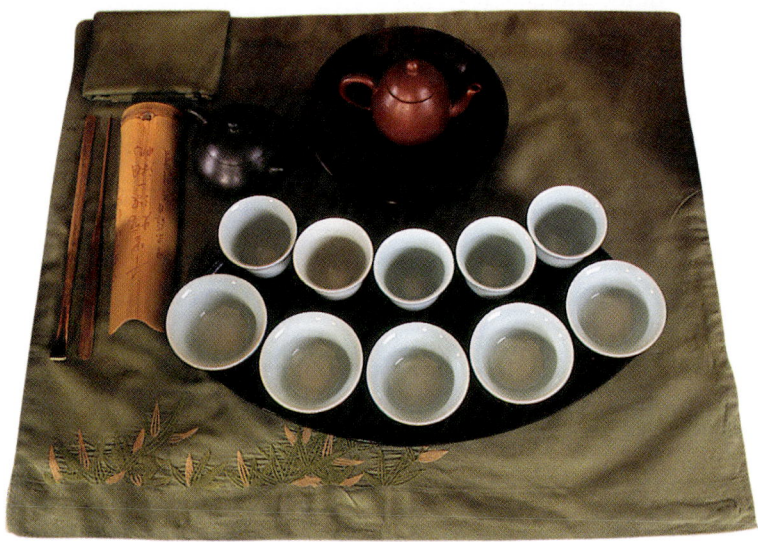

als Gäste erwartet wurden, steckte man oft auch Blumen. (Hwa Dao, der „Weg der Blumen" – in Deutschland als Ikebana aus Japan bekannt –, ist eine uralte chinesische Tradition.)

Natürlich wird man die Kunst des Teezubereitens und -trinkens heutzutage nicht immer so aufwendig zelebrieren können; aber ein wenig davon sollten wir doch in unseren hektischen, streßgeplagten Alltag hinüberretten: die innere Ruhe und Gelassenheit, die Bereitschaft, abzuschalten und sich ganz entspannt dem Genuß dieses edlen Getränks hinzugeben.

Und wenn man seinen Tee nicht allein, sondern mit Gästen genießt, kann man ihn ruhig auch einmal in der typisch chinesischen Weise zelebrieren – so wird das gemeinsame Teetrinken zum harmonischen Erlebnis. Außerdem erschließt sich dabei ein ganz neuer, viel subtilerer Teegenuß, und das Geschmacksempfinden wird geschult und verfeinert. Tee, auf diese Art und Weise genossen, ist die ideale Medizin gegen Streß!

Vor allem, wenn man Tee-Neulingen die Qualitäten des grünen Tees nahebringen möchte, ist die im folgenden beschriebene kleine „Tee-Zeremonie" hervorragend geeignet. Denn wer Tee auf diese Weise kennenlernt, gewinnt einen Freund fürs Leben, den er nie mehr missen möchte.

*Ist man allein, wird man seinen Tee ohne allzuviel Form und Ritus genießen; aber in Gesellschaft sollte man die althergebrachten und seit Jahrhunderten als gut und richtig anerkannten Formen doch beachten.*

## Die chinesische Teezeremonie

Sie müssen sich zuerst eine Reihe von Utensilien für die Teezeremonie beschaffen. Am besten besuchen Sie ein gutes Teegeschäft, wo Sie sich beraten lassen können. Günstig ist es natürlich, wenn ein solches Geschäft von

Chinesen geführt wird, die sich in dieser Materie genau auskennen und Ihnen die richtigen Requisiten anbieten können.

Sie brauchen für Ihre Teezeremonie zu Hause folgendes Zubehör:

● eine Teedose,

● einen Wasserkocher,

● eine Teekanne zum Aufbrühen des Tees,

● ein Teeschiff aus Ton, auf dem die Teekanne steht, damit überlaufendes Wasser aufgefangen wird (ist normalerweise nur in chinesischen Teegeschäften erhältlich; statt dessen kann man aber auch eine normale, flache Porzellan- oder Tonschale nehmen),

● eine Mischkanne: Der aufgegossene Tee in der Teekanne ist unterschiedlich verteilt, oben schwach und unten stark. Wenn man den Teesud in die Mischkanne umgießt, ist er richtig gemischt,

● eine Bambusschaufel, um Teeblätter in die Teekanne einzufüllen (statt dessen kann man auch einen schmalen Teelöffel mit langem Stiel verwenden),

● einen Bambuslöffel – Sie können auch einen normalen Teelöffel benutzen, jedoch sieht dieser nicht sehr stilecht aus. Der Löffel dient dazu, die gebrauchten Teeblätter aus der Teekanne zu entfernen; mit dem anderen Ende des Löffels schiebt man die Teeblätter aus der Bambusschaufel langsam in die Teekanne hinein,

● eine Teeuhr (Küchenuhr), mit der man die erforderliche Aufgußzeit bestimmt,

● ein Teetuch zum Abtrocknen,

● ein Teetablett,

● das „Tee-Meer" (eine große Tonschale, um nicht benötigtes Wasser oder Teereste hineinzuleeren),

● „Schnuppertäßchen": hohe, schmale Teebehälter, in

die der Tee zunächst gegossen wird, damit man daran schnuppern kann; denn in den hohen Tassen hält sich der Duft besonders gut. Erst nach dem Schnuppern wird der Tee dann in die eigentlichen Trinkschalen umgegossen

## Teegenuß will gelernt sein

Will man eine festliche Teestunde genießen, sollte man einen entsprechenden Tisch vorbereiten, an dem alle Gäste bequem sitzen können – das heißt, Tisch und Sitzgelegenheiten sollten in der Höhe harmonieren.

Das Teeservice wird vor Beginn der Zeremonie aufgestellt, und auch die jahrtausendealte chinesische Blumenkunst „Hwa Dao" sollte bei einer Teezeremonie nicht fehlen. Von duftenden Blüten ist aber unbedingt abzuraten – aus Zweigen und Wurzeln, etwas Moos, Nüssen und Früchten lassen sich sehr schöne „Hwa Dao" stecken, die den Teetisch schmücken und seinen harmonischen Gesamteindruck noch verstärken.

*Duftende Pflanzen stören den Teegenuß.*

● Zunächst wärmt man die Teekanne vor, indem man heißes Wasser hineingießt. Dieses Wasser wird anschließend in die Mischkanne geschüttet.

● Nun füllt man mit Bambusschaufel und Bambuslöffel die Teeblätter in die Teekanne. Dabei erläutert man den Gästen kurz die Teesorte und läßt sie die Blätter oder Blattsprossen auch betrachten.

● Jetzt wird das heiße Wasser aus der Mischkanne langsam in die Trinkschalen gegossen, um diese vorzuwärmen. Wenn Wasser übrigbleibt, gießt man es im Tee-Meer ab.

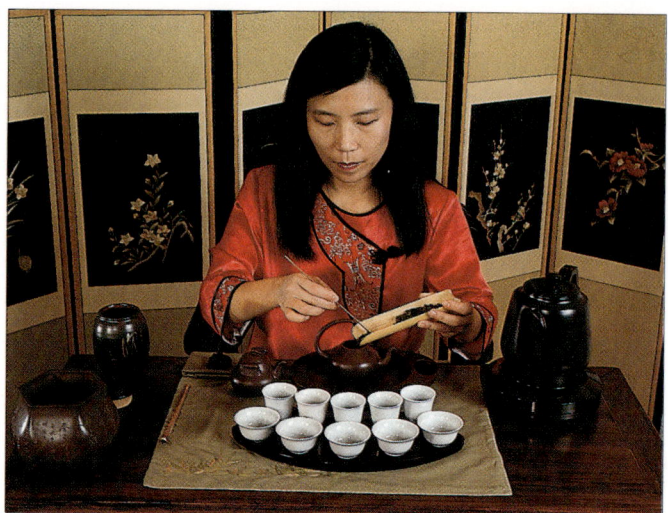

*Mit der Schaufel nimmt man die Teeblätter auf und läßt die Gäste daran riechen. Dann gibt man die Teeblätter in die Kanne.*

● Man füllt die Teekanne mit den Teeblättern zur Hälfte mit heißem Wasser und gießt dieses dann sofort in die Mischkanne ab. Diesen Vorgang bezeichnet man als „Teeblätter anwärmen": Man macht es nur bei Tees, die hohe Temperaturen gut vertragen können, also beispielsweise Oolongs, auch bei stark gerollten Sorten, da diese sich sonst nicht öffnen.

Bei Tees, die mit niedriger Wassertemperatur aufgegossen werden, läßt man diesen Schritt weg.

● Nun gießt man Wasser mit der erforderlichen Temperatur in die Teekanne, schließt den Deckel und stellt die Zeituhr ein. Erfordert die Teesorte eine hohe Temperatur, kann man heißes Wasser um die Teekanne herumgießen, um die Temperatur zu erhöhen.

● Sobald die Uhr abgelaufen ist, wird der Tee von der Teekanne in die Mischkanne gegossen.

● Jetzt gießt man das Wasser aus den Trinkschalen ins Tee-Meer. Die Trinkschalen sind nun vorgewärmt. Aus der Mischkanne schenkt man den Tee in die hohen „Schnuppertäßchen" um.

● Die Gäste sollen zunächst den Duft des Tees genießen, ihn dann in die Trinkschalen umgießen und in kleinen Schlucken kosten. Auch den Duft des leeren Schnuppertäßchens sollte man sich in die Nase steigen lassen: Handelt es sich um einen Tee guter Qualität, so bleibt der Duft des Tees nämlich noch lange in dem Schnuppertäßchen haften, nachdem man ihn bereits in die Trinkschale umgegossen hat.

● Nun kann der zweite Aufguß vorbereitet werden.

● Nach Beendigung der Teestunde leert man die Teekanne, indem man mit dem Bambuslöffel alle Teereste sorgfältig entfernt und die Kanne anschließend mit heißem Wasser gut ausspült.
Ebenso werden Mischkanne und Teeschalen mit heißem Wasser gespült, getrocknet und wieder für die nächste Teezeremonie geordnet.

● Statt mehrere Aufgüsse von ein und derselben Sorte zu trinken, kann man auf diese Weise natürlich auch eine kleine „Teeprobe" veranstalten und mehrere Sorten kosten. Auf diese Weise entwickelt man rasch ein verfeinertes Gespür für Unterschiede in Qualität und Aroma.

*Statt in Schnuppertäßchen kann man den Tee auch direkt in die Teeschalen gießen.*

*Man kann seinen Gästen ruhig auch eines der feuchten, aufgegossenen Teeblätter zum Kauen geben: Bei einem guten Tee haben auch diese Blätter ein edles Aroma. Außerdem kann man anhand der Blätter erläutern, woran man die gute Qualität eines Tees erkennt.*

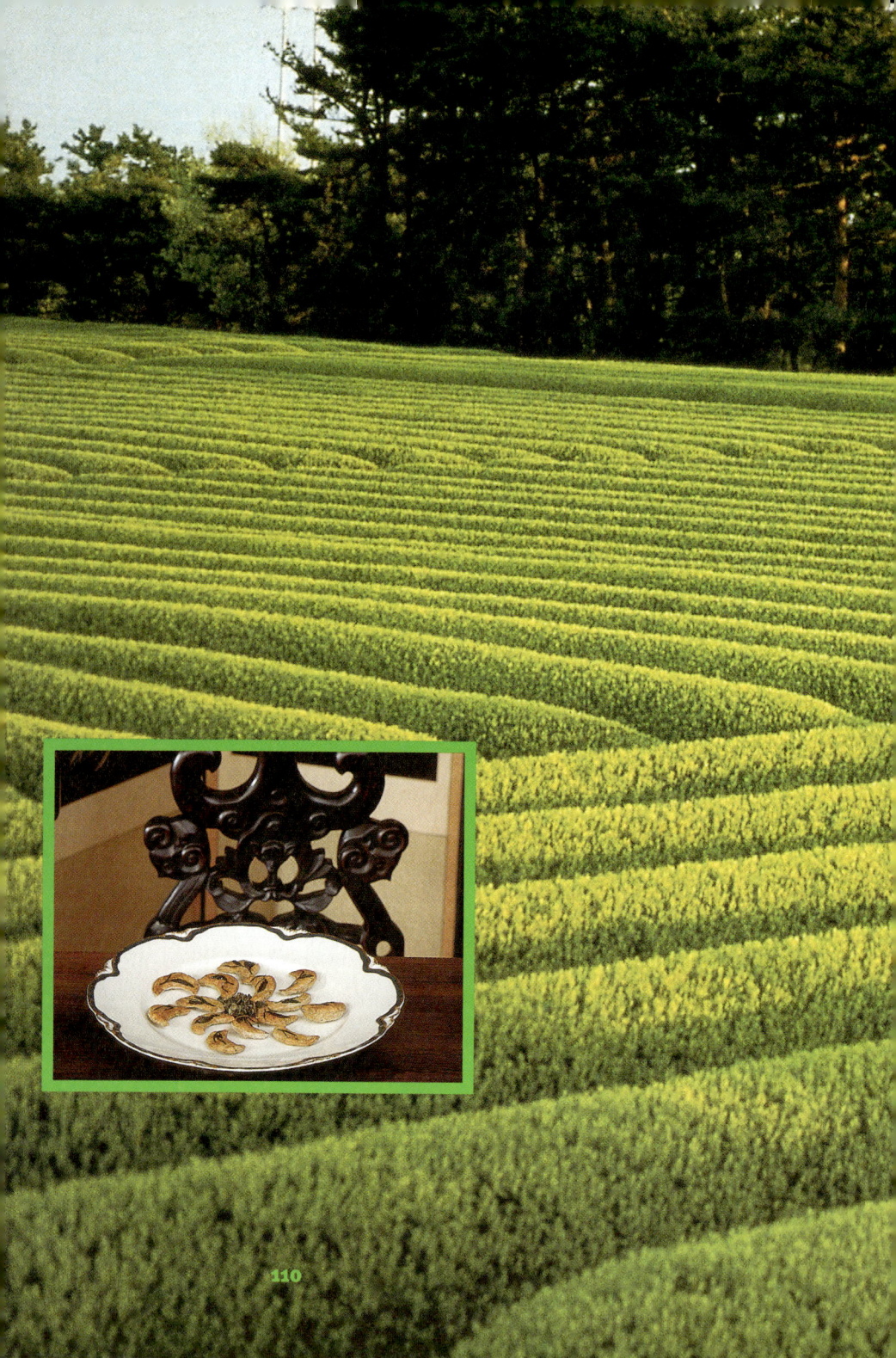

# Rezepte rund um den grünen Tee

Schon lange vor der Einführung der Tee-zeremonie und der Tee-Wettbewerbe sprach man in China von der „Tee-Mahlzeit". Tee wurde dort nämlich nicht nur getrunken, sondern auch gegessen: Man kochte die Blätter – ganz oder zerkleinert –, mischte sie mit Gewürzen und bereitete daraus einen Brei oder Salat. Das ist bis heute so geblieben: In China kennt man verschiedene äußerst schmackhafte Gerichte aus grünen Teeblättern, die sich sehr großer Beliebtheit erfreuen. Einige der besten Rezepte möchten wir Ihnen in diesem Kapitel vorstellen.

Wer es nicht selber schon ausprobiert hat, wird es kaum glauben, was für kulinarische Genüsse sich aus Grünteeblättern kreieren lassen: Pfannkuchen, Nudelteige und Kartoffeln, Grüntee-Algenröllchen, Tee-Eier und die verschiedensten leckeren Süßspeisen. In manchen Japan-Restaurants bekommt man inzwischen schon Gerichte mit grünem Tee; doch ansonsten sind diese fremdartigen Delikatessen für uns im Westen immer noch Neuland.

Probieren Sie ruhig einmal etwas Neues aus, und überraschen Sie Ihre Gäste!

Die kleine Auswahl an Rezepten, die wir für Sie zusammengestellt haben, soll Ihnen einen ersten Eindruck verschaffen, was man alles mit grünem Tee in der Küche anstellen kann. Es sind einfache Rezepte, die Ihnen leicht gelingen werden.

Die Zutaten sind in normalen Lebensmittelgeschäften oder im Asien-Shop mühelos zu bekommen.

## Grüntee-Fruchtgetränk

Grüntee in süßer, fruchtiger Verpackung – dafür werden sich auch die Allerkleinsten begeistern. Es gibt verschiedene japanische Tees (beispielsweise den traditionellen Matcha-Tee), die in Pulverform im Handel erhältlich sind.

*Zutaten für 1 Person:*
$^1/_2$ Banane, zerkleinert
oder
1 kleinerer Apfel (nicht zu säuerlich), gerieben
1 TL Grünteepulver
1 Tasse frische Milch

▶ *Eine fernöstliche Verlockung an heißen Sommertagen: der Grüntee-Milkshake.*

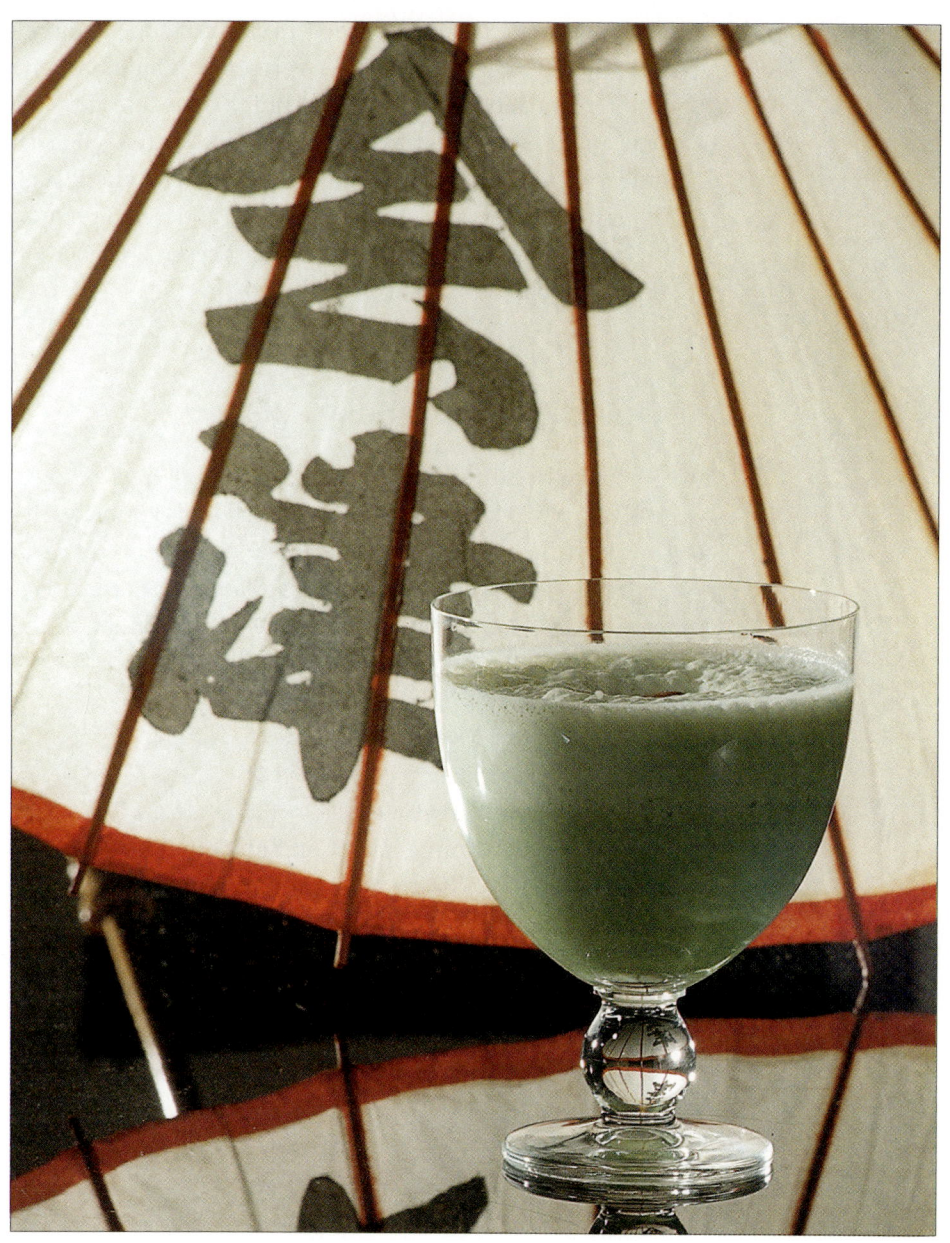

Wenn man diesen Grüntee-Drink mit Banane zubereiten möchte, zerkleinert bzw. vermengt man sämtliche Zutaten im Mixer; wenn man dafür einen fein geriebenen Apfel verwendet, kann man die Zutaten auch in einem Shakebecher mischen. Wer Lust hat, kann auch experimentieren und den Shake mit anderen Früchten ausprobieren, beispielsweise mit Erdbeeren, Himbeeren oder Pfirsich.

## Grüntee-Milkshake

Dieser leckeren Erfrischung an einem heißen Sommertag wird kaum jemand widerstehen können. Der Drink ist nicht nur angenehm kühl, sondern macht auch munter – vor allem, wenn man Matcha-Grünteepulver verwendet. Matcha besitzt einen besonders hohen Koffeingehalt!

*Zutaten für 1 Person:*
$^1/_4$ l frische Milch
1 TL Grünteepulver
Zucker oder Honig, nach Geschmack
Eiswürfel

Die Zubereitung ist nicht schwierig: Einfach alle Zutaten zusammen mit den Eiswürfeln in einen Mixer geben! Auf den Rand des Glases kann man zur Dekoration eine Orangen- oder Zitronenscheibe stecken. Trinkhalm nicht vergessen!

# Grüntee-Cocktail

Dieser erfrischende Cocktail eignet sich hervorragend als Aperitif. Man kann ihn aber auch bei einer Party den Gästen anbieten.

*Zutaten:*
Grüntee (Sorte nach Belieben)
halbtrockener Sekt
Orangen oder Grapefruits

Man bereitet einen starken Grüntee zu, läßt ihn ab- kühlen und gießt ihn mit Sekt und frischgepreßtem Orangen- oder Grapefruitsaft auf (zur Hälfte Tee, zu ei- nem Viertel Saft und zum anderen Viertel Sekt).
Dieser Drink wird mit Eiswürfeln serviert. Zur Deko- ration kann man ein paar besonders schöne Teeblättchen darin schwimmen lassen.

# Süße Grüntee-Sesamsuppe

Eine weitere verführerisch-süße Köstlichkeit, die sich aus Grüntee zubereiten läßt, ist diese Suppe. Für das Re- zept kann man statt Teepulver auch Grünteeblätter ver- wenden. Die Suppe ist einfach und rasch gekocht und sehr leicht.

*Zutaten für 1 Person:*
1 TL Sesamkörner
1 TL Rohrzucker
$1/_2$ Tasse Teesud,
aus ca. 4 g Grüntee bereitet

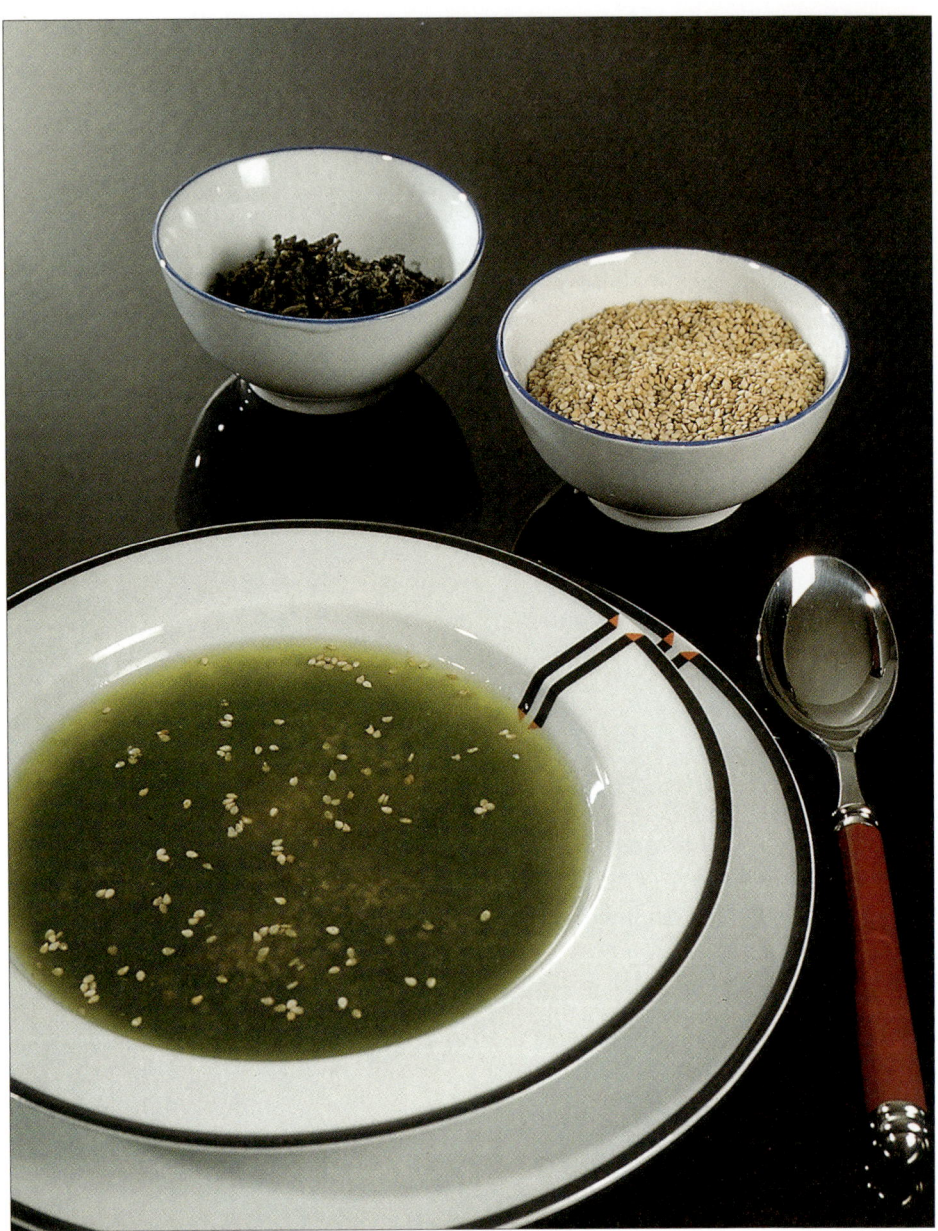

Man bringt $^1/_2$ Tasse Wasser zum Kochen und gibt die Sesamkörner und den Zucker hinein.

Diese Mischung läßt man bei niedriger Temperatur unter gelegentlichem Umrühren so lange köcheln, bis der Zucker sich aufgelöst hat.

Zum Schluß fügt man den Teesud (ohne die Blätter) hinzu und serviert die Suppe.

## Goldstreifen-Teekartoffeln

„Kartoffelrösti" einmal auf chinesische Art – eine tolle Überraschung, die auch hervorragend als Beilage zu Fleischgerichten zu verwenden ist!

*Zutaten für 1 Person:*
1–2 Kartoffeln (je nach Größe)
1 gestrichener TL Grünteepulver
$^3/_4$ Tasse Mehl
1 verquirltes Ei
1 Prise Salz
$^1/_2$ Tasse Öl

Die Kartoffeln werden geschält und in dünne Streifen geschnitten (müssen etwa 1 $^1/_2$ Tassen Kartoffelstreifen ergeben).

Nun vermischt man die Streifen vorsichtig mit dem Teepulver, fügt alle übrigen Zutaten (außer dem Öl) und $^1/_2$ Tasse Wasser hinzu und vermengt alles gut miteinander.

Dann erhitzt man die $^1/_2$ Tasse Öl im Wok und röstet die Kartoffelstreifen nach und nach in kleinen Portionen bräunlich an, bis sie bißfest sind.

◀ *Die süße Grüntee-Sesamsuppe eignet sich auch als Nachtisch.*

## Grüntee-Pfannkuchen

Diese süßen Pfannkuchen sind ein wohlschmeckendes und äußerst sättigendes Frühstück, eignen sich aber auch gut als kleiner Leckerbissen zwischendurch.

*Kleiner Tip: Besonders lecker schmecken die Sesamkörner, wenn man sie vorher in einer beschichteten Pfanne (ohne Fett) leicht anröstet. (Aber bitte nur ganz kurz und bei niedriger Temperatur – sonst springen sie aus der Pfanne!)*

*Zutaten für 1 Person:*
1 Tasse Mehl
1 Tasse Milch
2 verquirlte Eier
1 Prise Salz
1 TL Grünteepulver
1 EL Sesamkörner
1 EL Öl
Zucker, Honig oder Ahornsirup

Alle Zutaten (außer dem Zucker, Honig oder Sirup) werden gut miteinander vermengt.

Dann erhitzt man das Öl in einer beschichteten Pfanne und bäckt bei niedriger Temperatur dünne Pfannkuchen aus.

Je nach Geschmack kann man die Grüntee-Pfannkuchen mit Zucker, Honig oder Ahornsirup süßen.

## Grüntee-Nudelteig

Alle Formen von Suppennudeln (auch Spätzle) oder Teig für Maultaschen können mit sehr fein gemahlenem Grünteepulver (z. B. Matcha) zubereitet werden. In der chinesischen Küche läßt man den fertigen Teig für Suppennudeln 10–15 Minuten an einem kühlen Ort ruhen, löst dann mit drei Fingern jeweils kleine Flöckchen aus

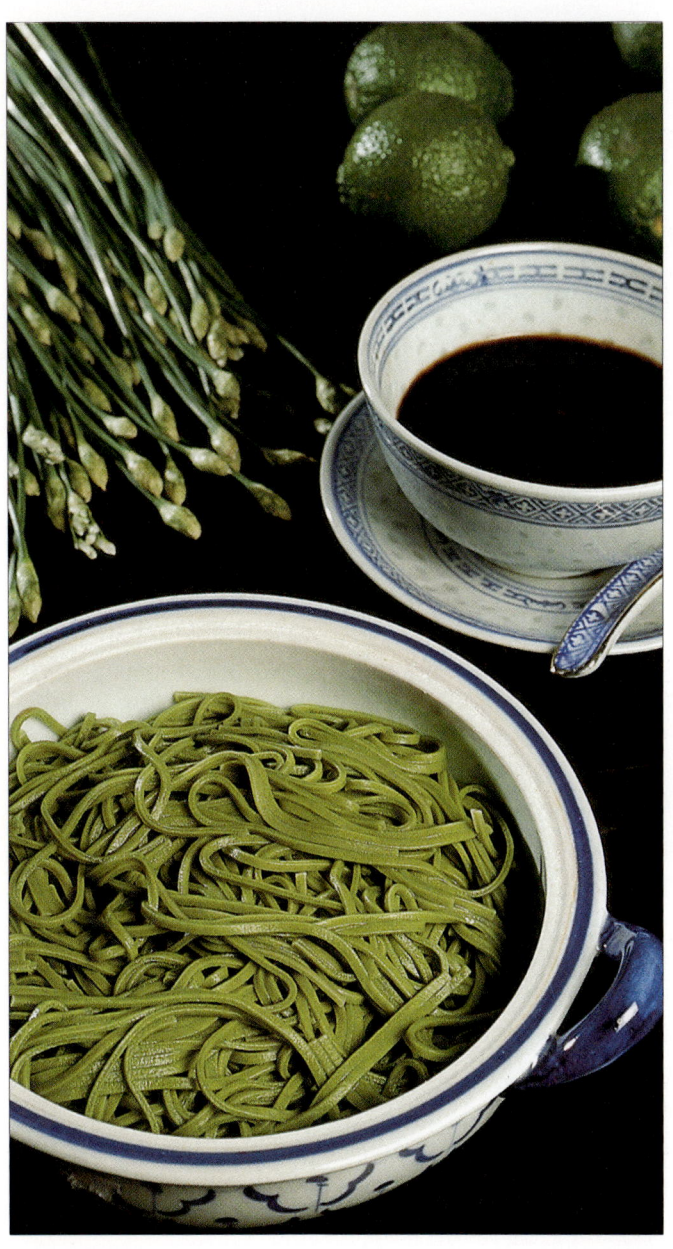

*In manchen asiatischen Ländern sind Grünteenudeln so beliebt, dass man sie dort sogar fertig kaufen kann.*

der Teigmasse heraus und gibt sie in die fertige Fleisch-
oder Gemüsebrühe.

## Krabben mit Long Jing-Tee

Auch zum delikaten Aroma von Meeresfrüchten paßt
grüner Tee ganz hervorragend.

*Zutaten für 4–5 Personen:*
1 EL Long Jing-Teeblätter
500 g Krabben
1 EL Öl
1 Prise Salz

Man erhitzt $^1/_2$ Tasse Wasser auf ca. 85 °C, überbrüht die
Teeblätter damit und läßt sie ca. 4 Minuten ziehen.

Inzwischen werden die Krabben gewaschen und mit
Küchenkrepp leicht abgetrocknet. Das Öl wird in einer
Pfanne (oder einem Wok) erhitzt.

Man gibt die Krabben hinein, würzt das Ganze mit einer Prise Salz und rührt so lange, bis die Krabben sich rö-
ten. Dann gießt man den Teesud samt Blättern darüber
und hebt ihn behutsam unter.

Nach ca. $^1/_2$ Minute kann man die Krabben aus der
Pfanne nehmen und servieren.

## Tee-Eier

In einem Sud aus Grüntee und asiatischen Gewürzen
gekochte harte Eier schmecken herrlich würzig und eignen sich gut als leckerer Happen für zwischendurch.

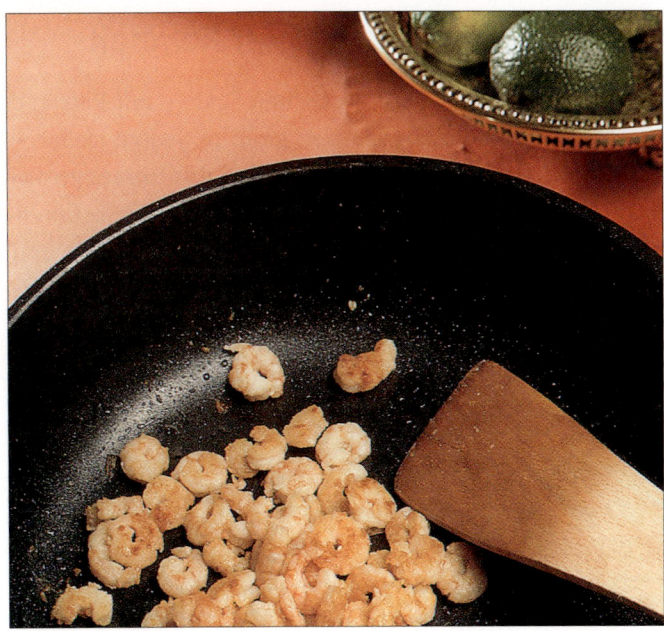

*Krabben und Tee: eine exotische Delikatesse für die nächste Party oder auch als Vorspeise.*

*Zutaten:*
6–10 Eier
$^1/_3$ Tasse Sojasauce
1 kleines Stück Ingwerwurzel, frisch
3 Anissterne
1 TL Salz
5–10 g stark fermentierter Oolong oder Jasmintee

Die Eier werden hart gekocht; dann schlägt man die Schalen ringsum leicht auf. (Sie sollen sich jedoch nicht von den Eiern lösen.)

Je nach Anzahl der Eier bringt man 1–2 l Wasser in einem Suppentopf mit den anderen Zutaten zum Kochen, gibt die Eier hinein und läßt sie bei niedriger Temperatur ca. 2 Stunden köcheln.

*Manche Asien-Shops führen kleine „5 Düfte"-Beutel; das sind 5 Gewürze, die man dem Tee-Eier-Sud gern hinzugibt.*

# Seetangrollen mit Klarer Reinheit

Die Japaner haben die köstlichen Sushi – mit Reis und verschiedenen anderen Zutaten gefüllte Seetangrollen – erfunden, die sich inzwischen auch bei uns immer größerer Beliebtheit erfreuen. Hier eine Variante mit Grünteepulver, die dank ihrer Zutaten (Spargel, Mayonnaise und Würstchen) auch für den westlichen Gaumen nicht gewöhnungsbedürftig ist.

*Zutaten für 6–10 Personen:*
1 Avocado
1 große, dicke Karotte
12 mittelgroße Spargelstangen
6 geröstete Nori-Blätter (Seetangblätter, in Asien-Shops erhältlich)
6 Fleischwürstchen (Hot dogs)
1 EL Mayonnaise
Grünteepulver (z. B. Klare Reinheit)

Man schält und entkernt die Avocado und schneidet sie in längliche Stücke. Die Karotte wird halbiert, gegart und in 6 längliche Stücke zerteilt; dann läßt man sie abkühlen. Den Spargel schält und gart man und läßt ihn anschließend ebenfalls gut abkühlen.

Jetzt werden die Nori-Blätter ausgebreitet und im ersten Drittel mit Karotte, Spargel, Avocado und Fleischwürstchen belegt. Zum Schluß bestreicht man alles mit der Mayonnaise und streut gleichmäßig 1 TL Teepulver darüber.

Die Zutaten werden nun fest in die Nori-Blätter eingerollt; dann schneidet man jede Rolle (ca. 20 cm) in der Mitte durch.

Die Seetangblätter kleben durch die Feuchtigkeit des Gemüses zusammen. Man richtet dieses Gericht, das als Vorspeise gereicht wird, auf einer Platte an, indem man die Rollen mit der „Schnittseite" nach unten legt.

*Sollten die Seetangrollen doch auseinanderfallen, kann man sie mit kleinen Holzspießchen zusammenstecken.*

## Grüntee-Pudding

Die wenigsten Grüntee-Freunde wissen, daß sich aus diesem edlen Getränk auch sehr schmackhafte Desserts herstellen lassen. Sie werden über das köstliche Aroma erstaunt sein.

*Zutaten für 4 Personen:*
2 TL Puddingpulver oder Mondamin
Puderzucker nach Geschmack
2 TL Grünteepulver
2 Tassen Milch
$^1/_2$ Becher Joghurt

Das Puddingpulver und der Puderzucker werden miteinander vermischt und mit 2 Tassen kaltem Wasser geschlagen.

Nun bringt man diese Mischung bei kleiner Hitze in einem Topf langsam zum Kochen und fügt die mit dem Teepulver geschlagene Milch hinzu.

Zum Schluß nimmt man den Topf von der Herdplatte und zieht das Joghurt unter. Die Masse wird in Puddingförmchen gefüllt und im Kühlschrank kühl gestellt.

## „Kleiner Tee-Mond"

Diese halbmondförmigen Kekse werden nicht nur mit Grünteepulver hergestellt, sondern auch noch mit Grünteeblättern dekoriert.

*Zutaten:*
Grüntee (Blättertee, z. B. Long Jing)
150 g Weizenmehl
75 g Butter
1 Ei
1 EL saure Sahne oder Crème fraîche
2 TL Grünteepulver
1 Prise Salz
1 Eiweiß zum Bestreichen

Zunächst wählt man eine kleine Menge besonders schöner Grünteeblättchen aus, brüht sie auf und legt sie noch feucht zum Dekorieren der kleinen Halbmonde auf einem Bogen Küchenkrepp aus. Nun stellt man aus Mehl, Butter, Ei, saurer Sahne, Grünteepulver und Salz einen Mürbteig her und läßt ihn an einem kühlen Ort ruhen.

Man rollt den Teig messerrückendick aus, sticht kleine Halb- oder Viertelmonde aus, bestreicht sie mit Eiweiß und dekoriert sie mit den vorbereiteten Teeblättchen. Dann werden die Teekekse bei mittlerer Hitze im Backofen hellbraun gebacken.

## Grüntee-Feigen

Ein erlesenes Dessert, das die Augen jedes Feinschmeckers leuchten läßt!

*Zutaten für 4 Personen:*

750 g frische Feigen
$1/_4$ l Matcha-Tee
200 g Honig
1 Bund frische Minze

Man schält die Feigen vorsichtig und läßt den grünen Tee unter ständigem Rühren in einem Topf einmal aufkochen. Sobald er kocht, gibt man den Honig und die Feigen hinein und nimmt den Topf anschließend gleich von der Herdplatte.

Sobald das Dessert abgekühlt ist, stellt man es in den Kühlschrank und läßt es dort noch ca. 2 Stunden ziehen. Dann füllt man es in Dessertschalen und serviert es mit frischer Minze garniert.

## Grüntee-Eis

In vielen japanischen Restaurants wird diese grüne Delikatesse mit dem angenehm herb-frischen Geschmack bereits als Dessert serviert.

*Zutaten für 4 Personen:*

*$1/_4$ l süße Sahne*
*8 g Matcha-Teepulver*
*$1/_4$ l Milch*
*90 g Zucker*
*1 Prise Salz*

Die Sahne wird geschlagen; alle übrigen Zutaten werden miteinander verrührt. Sobald der Zucker sich aufgelöst hat, zieht man die geschlagene Sahne unter die Masse und läßt sie in der Eismaschine gefrieren.

# Adressen

*Die Bambusbrücke*
Gutenbergstr. 3, D-70176 Stuttgart,
Tel. und Fax: 07 11/61 65 42

Carla Steenberg und Hu Hsiang-Fan gründeten die erste
Teeschule Deutschlands, die Bambusbrücke, in Stuttgart.
Von dort können Sie erlesene handgepflückte Teesorten
erwerben, ferner die im Buch beschriebenen Deckeltas-
sen, Yi-Xing-Teekännchen, chinesisches Prozellan, Zu-
behör aus Bambus und anderen Materialien. Die Bam-
busbrücke bietet ferner an: ganztägige Teeseminare (im
Hause und extern), Tai Chi-Kurse (auch Einzelstunden),
Ausstellungen traditioneller chinesischer Malerei,
Diavorträge, chinesisches Horoskop als Vortrag und in
persönlicher Beratung, Bücher und Kunstkataloge,
CDs (vertonte Gedichte und Volkslieder aus China).

*Paul Schrader & Co.*
D-28182 Bremen, Bestellservice,
Tel.: 01 80/5 25 15 25, Fax: 0 42 03/4 32 73

*Tee Peter*
Kaiser-Joseph-Str. 230, Postfach 1248,
79012 Freiburg, Tel.: 07 61/40 99 74, Fax: 07 61/40 73 38

*Alois Dallmayr*
Dienerstr. 14-15, D-80331 München,
Tel.: 0 89/21 35-0, Fax: 089/2 13 51 67

*Satsuma*
Japanischer Grüntee, Walter Lang,
D-49457 Drebber, Tel.: 0 54 45/98 99-0,
Fax: 0 54 45/98 99-14

*Shimodozono International GmbH*
Fr.-Fangmeier-Str. 6, D-49356 Diepholz,
Fax: 0 54 41/98 41 45

Der besonders empfindliche japanische Pulvertee (Matcha) schmeckt am besten, wenn er ganz frisch ist (deshalb sollte man ihn auch grundsätzlich im Kühlschrank aufbewahren). Informationen und Hilfe zur Beschaffung von frischem Matcha-Tee direkt aus Japan erhält man bei der japanischen Teemeisterin:

*Yuko Kimura*
Forststr. 179, D-70193 Stuttgart,
Tel. und Fax: 07 11/63 20 70

# Register